Maternidade com autoamor

LU RODRIGUES

Maternidade com autoamor

práticas de autocuidado para mães exaustas

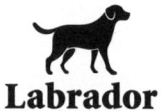

Copyright © 2023 de Lu Rodrigues
Todos os direitos desta edição reservados à Editora Labrador.

Coordenação editorial
Pamela Oliveira

Assistência editorial
Leticia Oliveira
Jaqueline Corrêa

Projeto gráfico e capa
Amanda Chagas

Diagramação
Heloísa D'Auria

Preparação de texto
Mariana Góis

Revisão
Andresa Vidal

Imagens da capa
Freepik

Ilustrações
Maria Caribé

Dados Internacionais de Catalogação na Publicação (CIP)
Jéssica de Oliveira Molinari - CRB-8/9852

Rodrigues, Lu
　Maternidade com autoamor : práticas de autocuidado para mães exaustas / Lu Rodrigues. – São Paulo : Labrador, 2023.
　112 p.

ISBN 978-65-5625-359-6

1. Maternidade 2. Feminismo I. Título

23-3638　　　　　　　　　　　　　　　　　　　　　　　　　　CDD 306.87

Índice para catálogo sistemático:
1. Maternidade

1ª reimpressão – 2024

Labrador

Editora Labrador
Diretor editorial: Daniel Pinsky
Rua Dr. José Elias, 520
Alto da Lapa – 05083-030
São Paulo – SP
+55 (11) 3641-7446
contato@editoralabrador.com.br
www.editoralabrador.com.br

A reprodução de qualquer parte desta obra é ilegal e configura uma apropriação indevida dos direitos intelectuais e patrimoniais da autora. A editora não é responsável pelo conteúdo deste livro. A autora conhece os fatos narrados, pelos quais é responsável, assim como se responsabiliza pelos juízos emitidos.

Para dona Cida, com amor.

Sumário

PREFÁCIO
Renascimento, por Ana Holanda —————— 9

INTRODUÇÃO
A estranha que ninguém via —————— 11

CAPÍTULO UM
Duas linhas —————— 17

CAPÍTULO DOIS
Em águas profundas —————— 27

CAPÍTULO TRÊS
A separação —————— 36

CAPÍTULO QUATRO
Clara —————— 42

CAPÍTULO CINCO
Sabático de mãe —————— 53

CAPÍTULO SEIS
EscreVER —————— 65

CAPÍTULO SETE
Os quatro As —————— 72

CAPÍTULO OITO
Ginecomagia natural —————— 88

CAPÍTULO NOVE
A mulher-mãe e o feminismo —————— 96

CONCLUSÃO
Desromantizar é preciso —————— 105

Prefácio

Renascimento

Para mim, não existe palavra que melhor traduza Luciane ou Lu. Tive o prazer de guiá-la pela escrita em momentos diversos. Em todos reconheci seus olhos ávidos por aprender. Para ela, a escrita é uma relação de amor antigo, que teve início na juventude, quando precisou defender sua vontade de ser jornalista. É que os pais a queriam médica. A maternidade é outra relação profunda e visceral, assim como o feminismo.

O que percebo ser mais bonito na Lu é que ela carrega o mundo dentro de si, mesmo que não tenha a menor ideia disso. Ao ler as próximas páginas você irá entender exatamente o que estou afirmando. Na infância, sentia-se inadequada: magra, sem atrativos. O tempo, o trabalho com a comunicação e a escrita lhe trouxeram a maturidade necessária para enxergar sua beleza. De mulher. Com isso, veio a potência, que ganhou tons mais intensos quando se tornou mãe. Mesmo que essa também tenha sido uma experiência difícil – como costuma ser para muitas de nós. É que a maternidade nos coloca diante de escolhas, sentimentos, demandas, em um ciclo que nunca se completa. Exaustão.

Sua obra traz descobertas e caminhos. Sem anteparos. Tudo isso em uma escrita leve, gostosa e muito bem construída. Relatos que às vezes doem e podem levar às lágrimas; ora acolhem, ressoam; ora são generosas lições. De vida. Histórias que compõem as narrativas de tantas outras mulheres, como você e eu. O doce e o amargo. Uma trajetória sobre perdas, escolhas e a força do nosso útero. Sobre união e a busca de uma mãe por seu lugar no mundo. Uma mulher que precisou parir a si mesma. E descobriu que pode fazer isso quantas vezes forem necessárias. Um livro para nunca se perder. De si.

Ana Holanda é jornalista, escritora, professora, mãe de dois, e uma mulher que busca no coração sua força vital.

Introdução

A estranha que ninguém via

Eu fui uma menina estranha. Era grande, desajeitada, com um nariz adunco que me fazia parecer mais velha. Os cabelos longos e castanhos ficaram arredios após um permanente malfeito. Tentava cobrir as espinhas que tomavam meu rosto, mas elas brotavam feito uma cerca viva indesejável. Usava também uma prótese dentária para disfarçar os dois dentes incisivos que não tinham nascido, e por isso tinha vergonha de sorrir.

Tinha mesmo vergonha de mim.

Era tímida e solitária. Na escola, ora sofria com a invisibilidade, ora com os olhares de sarcasmo. Só roubava atenção nas aulas de educação física, quando sofria *bullying* da professora e dos colegas pela falta de jeito no vôlei. Engolia a seco as boladas que levava por maldade no basquete e no handebol. Virei goleira porque me acostumei a tomar bolada no estômago sem chorar. Ficava até feliz. Afinal, era um jeito de ser aceita.

Nasci em uma família de classe média na periferia de São Paulo. O meu pai era um homem rígido por causa de mágoas que não conseguiu superar. Carregava frustrações por ser deficiente físico após sofrer de paralisia na infância. Nas palavras dele: "Se eu não fosse aleijado, teria sido chefe!".

Minha mãe era uma pessoa simples, do interior de São Paulo, quase analfabeta. Filha de uma família de sete irmãos, viu no casamento com um homem de cidade grande a chance de mudar seu destino. Deixou muitos sonhos escaparem. Foi dona de casa a vida inteira.

Tenho uma irmã seis anos mais velha. Sou a caçula que herdou a baixa autoestima dos pais. Todos nós tínhamos questões mal resolvidas. As com o espelho eram as menores.

Mas tinha algo que trazia alegria à minha família: as músicas, os filmes, os livros. As histórias. Elas abriram portais para universos onde eu podia ser quem quisesse: princesa guerreira da saga *Star Wars*, mocinha do filme *Indiana Jones* ou bruxa em *Avalon*.

No vestibular, decidi: "Pai, vou ser escritora!"

"Isso não é profissão, menina! Vai ser doutora!"

Eu bem que tentei. Prestei vestibular para direito duas vezes. Não passei. Percebi que não ia conseguir agradá-lo de qualquer jeito e cursei jornalismo. Na faculdade, li mais do que já tinha lido a vida toda, e escrevi muito. Contos, crônicas, reportagens. Sonhei em transformar o mundo com as minhas palavras.

E, anos depois, quem diria, eu estava na TV! Só que novamente escondida. Atrás das câmeras. Colocava meus textos na boca de apresentadores, repórteres, locutores. Conheci uma área em que a vaidade e a aparência alimentam egos e ditam o sucesso.

Então decidi reagir. Com o dinheiro dos meus primeiros salários, fiz plástica no nariz, corrigi os dentes, cuidei dos cabelos e das espinhas. O que aconteceu a seguir foi inesperado: tornei-me uma mulher desejável.

    Me enchi de coragem e fiz reportagens para a televisão. Passei a assinar os meus textos e roteiros. Virei guerreira, como as mocinhas valentes e as bruxas das minhas histórias da juventude. Mas apesar da beleza e do sucesso, não era feliz.

Fiquei presa à necessidade de agradar os olhos e os ouvidos dos outros e não conseguia enxergar o meu valor.

    Então, um tsunami me atravessou: a maternidade. Ela não veio quando eu quis nem como imaginava. E mesmo com a alegria de realizar o sonho de ser mãe, tudo ao meu redor virou do avesso.

    Fiz jus à sina de ter quase todas as casas do meu mapa astral em signos de água. Um oceano de lágrimas inundou meu corpo e minha alma. As mágoas se agarraram ao meu coração, assim como os corais se prendem às rochas no mar. E quando a vida parecia só águas turvas, a maternidade injetou doses gigantes de fé em mim. Foi quando descobri a escrita terapêutica. O papel e a caneta foram as bússolas para achar um novo caminho.

    Porque escrever sempre me salvou.

    E esse livro é sobre como a escrita ajuda a ouvir a nossa voz e a reconhecer o nosso valor. É também o relato de uma mulher-mãe que descobriu a importância do autocuidado e do autoamor. Uma história que não é só minha. É a de centenas de mulheres que buscam um norte depois da maternidade.

A chegada do Rafael e da Clara, os filhos que tanto amo, me fez repensar o roteiro da minha vida e as minhas prioridades. Também me deu coragem para realizar um dos meus antigos sonhos: jogar minhas palavras ao mundo.

Em várias fases que me vi sem saída, sempre encontrei na escrita um refúgio. Seja nos diários que mantinha em casa ou nas poesias que escrevia na adolescência. Escrever sempre foi a minha ferramenta de autoconhecimento. O jeito de organizar o caos na minha cabeça.

Quando me tornei mãe, não foi diferente. Em março de 2017, decidi tirar um período sabático para ficar dois anos em casa com os meus filhos.

Depois de vinte anos trabalhando no universo frenético das emissoras de TV, eu estava exausta. Não via mais sentido naquela rotina maluca, na gincana em *looping* que minha vida tinha se transformado.

Foi uma decisão difícil. Envolveu muita conversa com meu marido, noites em claro e planejamento financeiro. Apesar das dúvidas, fui em frente. Meu corpo e minha alma estavam doentes. Eu precisava descansar. O que não esperava é que essa pausa me transformaria.

Logo que começou o período, criei o meu primeiro projeto virtual, o "Sabático de Mãe". A ideia era dividir pela internet minha rotina de mãe sabática com outras mulheres, a experiência de ficar em casa e as minhas reflexões. Também achei que seria uma forma de manter minhas amigas por perto, nem que fosse em conversas nas nuvens.

Mas o projeto foi tudo isso e muito mais. Logo descobri que precisava escrever para enfrentar o isolamento social. A solidão. Os momentos em que me sentia frágil e até um pouco invisível.

Ter os meus textos lidos pelas pessoas nas redes sociais acabou com o medo que eu tinha de aparecer. A menina tímida sumiu, porque várias mulheres extraordinárias me deram forças para continuar. Elas me escrevem agradecendo por tocá-las com meus textos. As palavras que valem por um abraço. As crônicas que dão um quentinho na alma, como um pedaço de bolo saído do forno. Reflexões que fazem rir. Chorar. E pensar na vida.

Durante o meu sabático, mergulhei em estudos sobre feminismo materno, autocuidado e espiritualidade feminina. Com minhas pesquisas e registros, pude entender a importância de um maternar mais leve. É possível pausar a carreira, como fiz. Porém, a maternidade é a única coisa que não podemos interromper. Por isso é importante que ela seja mais colaborativa e menos exigente.

Só cheguei a esse entendimento graças à escrita terapêutica. Foi o que mostrou essa força dentro de mim. Consegui enfrentar os meus medos. Me sinto liberta do que fui e do que vivi no passado. Hoje não tenho mais motivos para olhar para trás com tristeza. Renasci.

Aprendi a dizer não e a gostar de mim em primeiro lugar.

O amor que eu tenho pelo Rafael e pela Clara me empurram para frente e me enchem de alegria. Para mim, criar filhos e escrever livros diz respeito à mesma coisa: espalhar amor e esperança.

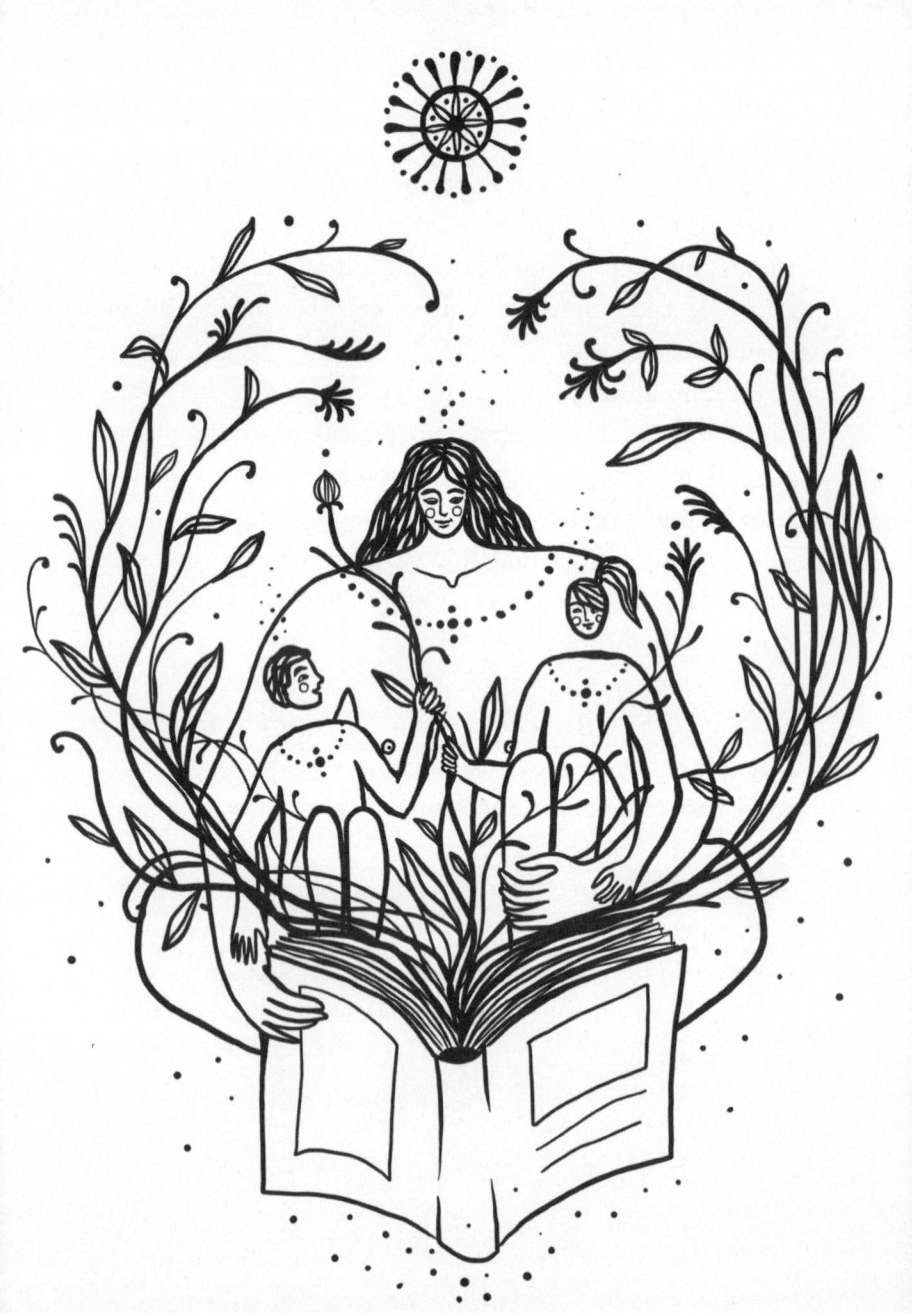

CAPÍTULO UM
Duas linhas

Algumas pessoas acreditam que Deus escreve certo por linhas tortas. Talvez. Tudo nessa vida é uma questão de fé. Não de religião, de fé mesmo! Confiança no melhor. No que há de bom. Ainda que os percursos não sejam tão retos quanto a gente deseja. No meu caso, foi uma trajetória cheia de curvas até chegar à exatidão daquelas duas linhas. Duas retas que mudam o destino de uma mulher e a transformam para sempre.

Não foi o meu primeiro teste de gravidez. Nem o único positivo. Mas este, feito às pressas após uma ida à farmácia, alterou para sempre o rumo da minha vida.

Decidi confirmar se estava grávida após uma gripe que quase virou pneumonia. Fiquei péssima por duas semanas. De repente, sarei. Então, a minha menstruação atrasou — também por duas semanas.

Culpei a viagem. O choque térmico. Afinal, enfrentar o verão paulista depois de duas semanas de inverno chuvoso em Nova York, só podia acabar em mal-estar e menstruação irregular.

Eu tinha planejado aquela viagem por meses: fomos eu, meu marido e minha irmã. Era final de 2012. Queria conhecer os Estados Unidos antes de começar um tratamento para engravidar, no começo do ano seguinte. Que pretensão a minha, né? Eu já tinha levado algumas rasteiras e aprendido que para ter um filho não basta querer. Precisava ser a hora certa, e talvez nunca chegasse para mim.

Porém, eu tinha acabado de passar por uma das experiências mais fortes na minha trajetória para engravidar. Uma terapia alternativa me fez acreditar que finalmente iria realizar o meu sonho: ser mãe.

Nunca me imaginei sem filhos. Até quando era mais jovem, sempre idealizei um futuro com família, marido, casa, crianças. Desses sonhos bem banais mesmo. Acho que vi filmes românticos demais! Pensava que era só estalar os dedos e meu longa hollywoodiano começaria a rodar.

Prepotência. Pura e simples.

O ano era 2010. Depois de quatro anos juntos, eu e meu namorido, o Thiago, decidimos nos casar. Eu estava com 33 anos e louca para ser mãe. Topei me vestir de noiva, mas sonhava mesmo era com a barriga de grávida. Casamos no civil, dois meses antes da igreja.

Nesse dia, parei de tomar a pílula e achava que até a cerimônia religiosa já pudesse estar com um bebê no ventre. Talvez depois da lua de mel. Só que não foi bem assim.

O casamento passou, a lua de mel também, assim como os meses quentes do verão, quando os casais se empolgam nas noites de namoro. A areia escorria da ampulheta que tinha dentro da minha cabeça. E onde estava o meu bebê?

As visitas aos ginecologistas (sim, no plural!) viraram parte da minha rotina. Eu tenho um mioma gigante – um tipo de tumor benigno – na parte externa do meu útero. É como se carregasse uma laranja na barriga. Os médicos decidiram investigar se esse mioma impedia a minha gravidez.

Fiz uma série de exames. Alguns, bem desconfortáveis. Os fiz várias, infinitas, vezes.

Eu me lembro da mulher assustada num corredor de laboratório, com uma daquelas roupas hospitalares. Estava ali para fazer o vigésimo exame ginecológico do ano. Naquele dia, tão vulnerável, eu tive medo.

Medo de não conseguir ser mãe. O maior sonho da minha vida.

Nisso, já estávamos em 2011. Naquela época, trabalhava feito louca em uma redação de televisão. Era muito estressante. Pensei que meu estilo de vida pudesse ser o motivo de não engravidar. A ansiedade tomou conta de mim. Contava as semanas do meu ciclo e a cada menstruação, ficava frustrada. Com raiva.

Até que... finalmente! Um ano após parar de tomar a pílula, engravidei. Confirmei com um daqueles testes de farmácia das tais duas linhas e contei ao meu marido. Foram *flashes* de felicidade. Fizemos vários planos. Era o início da nossa família. Decidimos esperar para contar a notícia aos nossos pais. Combinamos de fazer primeiro um ultrassom e verificar se estava tudo bem.

Nesse intervalo, passei por algumas situações complicadas no trabalho. Eu me sentia estressada e cansada. Achei que fosse normal, por conta dos hormônios que tomavam o meu corpo. Mas mesmo se estivesse bem, sei que não estaria pronta para passar pelo que passei. A gente nunca está preparado para as perdas. Nunca.

Foi num feriado de 12 de outubro. Era dia de folga, então eu estava em casa com o meu parceiro. Nós estávamos felizes.

À noite, saímos para comer comida japonesa. Quando voltamos, percebi um sangramento. No dia seguinte, peguei o metrô e fui me encontrar com a minha irmã, que é ginecologista. Naquele ano, a Liliane fazia trabalho voluntário na Escola Paulista de Medicina. Contei tudo e pedi que ela me levasse urgentemente para fazer um ultrassom.

O médico chegou e começou o exame. Um silêncio incômodo no ar me fez perceber que algo não estava bem. Ele falou que não tinha mais nada dentro de mim. Eu tive um aborto espontâneo.

**Minha semente virou sangue e escorreu pelas minhas pernas.
O que era para ser broto, secou.
E aquilo doeu demais.**

Saí de lá completamente fora do ar. Parecia que tinham arrancado algo de mim. Minha irmã ficou perdida. Não sabia o que dizer. Para me consolar, falou que era muito cedo, ainda não havia um bebê no meu ventre. Não acreditei.

Deixei-a ali.

Voltei para casa. Contei o que tinha acontecido para o meu parceiro e me afundei na cama. Queria viver a minha dor, na escuridão do meu quarto. Naquele momento, a tristeza era tão grande que não conseguia virar lágrima. Para chorar, a gente precisa ter algo dentro. E eu não tinha mais nada.

Só o vazio.

No outro dia, fui trabalhar com a cabeça completamente confusa. Eu não conseguia pensar em nada. Nem comer. Só queria dormir.

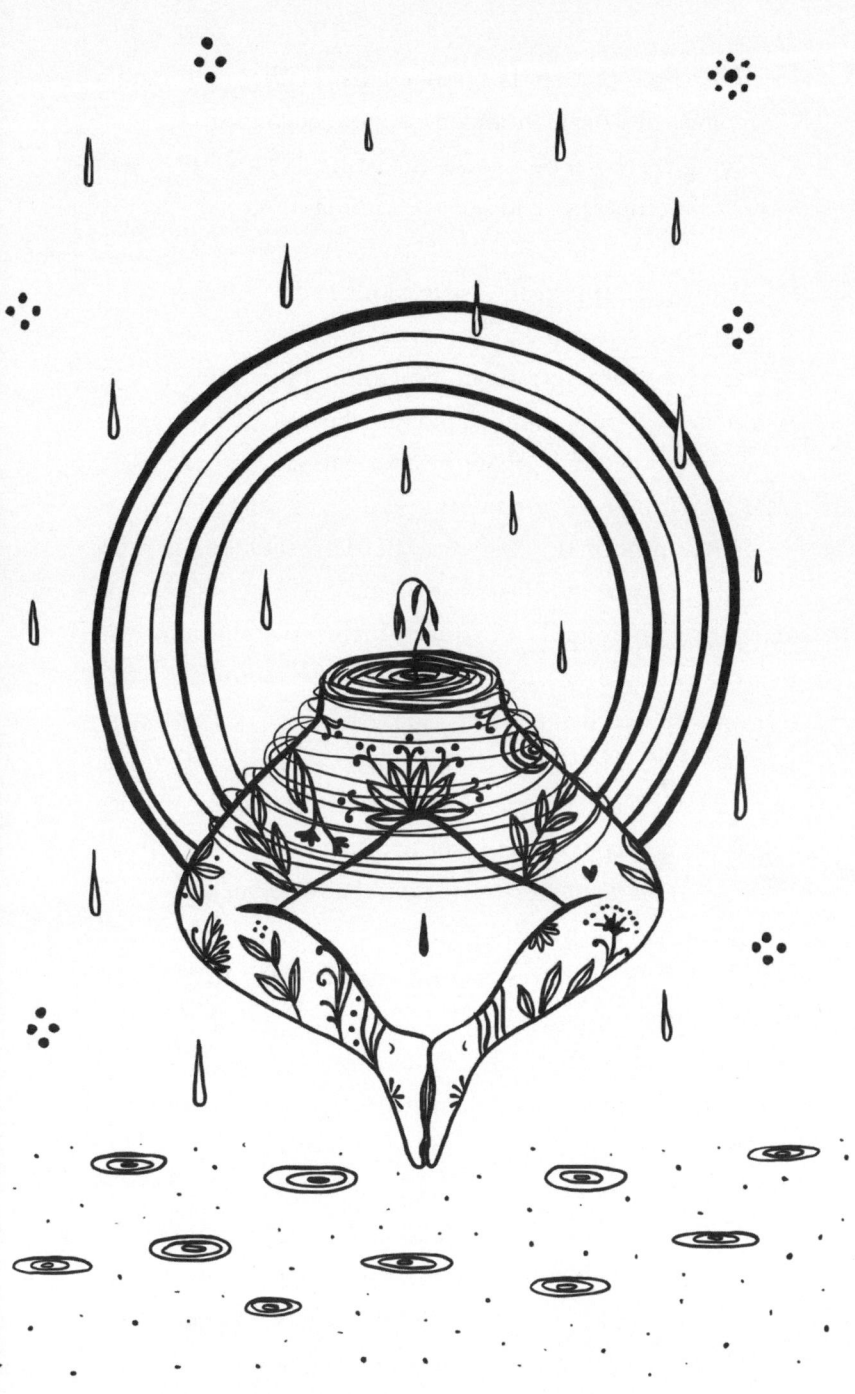

Recordo que, depois disso, eu senti cólicas e fui até a emergência de uma maternidade. Passei em consulta com um ginecologista. Foi a pior coisa que eu fiz. Na sala de espera vi várias mulheres grávidas e senti inveja delas.

Sim. IN-VE-JA.

O médico só piorou a situação. Ele era frio e técnico. Ainda deu possíveis diagnósticos extremamente pessimistas. Voltei para casa soterrada no desânimo. Hoje acredito que isso aconteceu por causa da falta de preparo dele e de outros profissionais de saúde. Essas pessoas não são treinadas para lidar com mulheres que sofrem perdas gestacionais.

Penso na dor dos pais que perdem seus bebês num estágio mais avançado da gravidez. Uma dor invisível para a sociedade. Porque o luto é por alguém que não existiu para os outros. Um ser humano que estabeleceu um vínculo forte com duas pessoas, mas que passou despercebido para familiares, amigos e médicos.

Depois do aborto, me sentia completamente incapaz de seguir adiante com a minha rotina. Precisava de um tempo. Peguei uma semana de licença no trabalho. A melancolia só crescia dentro de mim.

Nos meses seguintes, não via graça em mais nada. Tudo parecia chato. Eu não via saída, não tinha mais esperança. A perda do bebê tirou meu entusiasmo pelo trabalho, pela vida e até pelo meu relacionamento. Eu me sentia como um zumbi. Perambulava como uma morta-viva.

Sem vontade própria.

Eu não queria contar para ninguém que estava em depressão. Não queria que as pessoas sentissem pena de mim. Acabei desabafando com algumas amigas. Mas era uma situação muito difícil. Por medo de magoar ainda mais, as pessoas se calam. Não sabem o que dizer.

Não dá para mensurar a dor que é perder um filho. Seja uma semente, uma criança ou um adulto. Filho é filho. E a partir do momento que ele existe, nos sentimos mães. É algo mais forte em algumas mulheres. Em outras, menos. Não existe certo ou errado.

Todas as mulheres que não conseguem engravidar precisam de amor e de apoio. As mulheres que perdem um filho também. Elas querem, acima de tudo, respeito. Respeito pelo luto. Um luto que precisa de reconhecimento. Com carinho da família, de amigos e ajuda psicológica.

Eu fazia terapia tradicional quando sofri o aborto. Mas as sessões não estavam evoluindo. Decidi recorrer a um tratamento alternativo, indicado por uma amiga. Foi o que me salvou de mim mesma.

O método tem o nome sugestivo de "Renascimento". A psicoterapia, feita em grupo, parte do princípio de que precisamos nos reconectar com o momento do nosso nascimento. O objetivo é voltar ao passado para compreender o presente. Através de técnicas respiratórias, as pessoas entram num estado de consciência alterado. Sim, é possível alterar a consciência sem o uso de drogas! E isso leva a *insights* sobre a própria vida.

Tudo depende de como você se entrega ao renascimento. E eu me joguei naquilo totalmente. Estava cheia de tristeza no coração. Eu gritava por socorro. Queria voltar a me sentir viva.

À medida que as sessões avançavam, fazia novas descobertas sobre mim. Foi uma limpeza espiritual. Chorei tanto naquelas sessões!

Parecia que, com as minhas lágrimas, eu lavava a minha alma com um bálsamo e assim curava as minhas feridas.

A última sessão foi especial. Éramos apenas três: eu e dois terapeutas. A ideia é reproduzir o útero materno e a hora do nascimento, por isso a terapia é realizada numa piscina. No silêncio das águas, eu meditei. Orei. Chorei. Várias memórias passaram na minha cabeça. E um forte sentimento tomou o meu ser: eu precisava me perdoar.

Senti que meu coração se acalmou. Pela primeira vez em meses não me via morta.

Renasci.

Com os olhos fechados e o corpo flutuando nas águas, percebi que não iria mais afundar. Então senti a presença de um menino. Me vi com ele nos braços, cuidando dele. Saí dali curada. Leve. Viva. Decidi que iria lutar para engravidar. Meu marido e eu fomos para Nova York nas férias no fim daquele ano. Combinamos que, ao retornar, iríamos procurar um especialista em reprodução humana.

Voltei doente da viagem e, depois que me recuperei, fomos visitar o médico. Era um daqueles profissionais incríveis e humanizados, mas que custam caro. Por isso, infelizmente, poucas pessoas têm acesso. Ele viu os meus exames anteriores, estudou o meu caso e sugeriu que eu fizesse novos testes para analisar a possível retirada do mioma.

Precisava estar no início do meu ciclo menstrual para realizar os exames. Então, aconteceu o inesperado: minha menstruação atrasou. Foi como contei antes: culpei a viagem, a imunidade baixa depois da infecção. E assim, como quem não acredita em bilhete de loteria premiado, comprei na farmácia mais um teste de gravidez. Mais um entre dezenas.

Fiz o teste do xixi no copinho e elas surgiram. As duas linhas retas. Um sinal do meu corpo de que eu estava grávida. De novo. Só que dessa vez a gestação foi até o fim. Uma gravidez saudável e tranquila. Então tive meu menino. Aquele que segurei nos braços antes de conhecer. Meu anjo Rafael. O garoto sensível e amoroso que iluminou nosso lar.

E assim aprendi a primeira lição da maternidade: lidar com o imprevisível. A gente tem uma falsa ilusão de controle. Quando se é mãe, é preciso aprender a caminhar por linhas tortuosas. Nem sempre o que planejamos é o que vai acontecer com exatidão. E o universo tem um jeito engraçado de mostrar que a vida não é uma trilha reta.

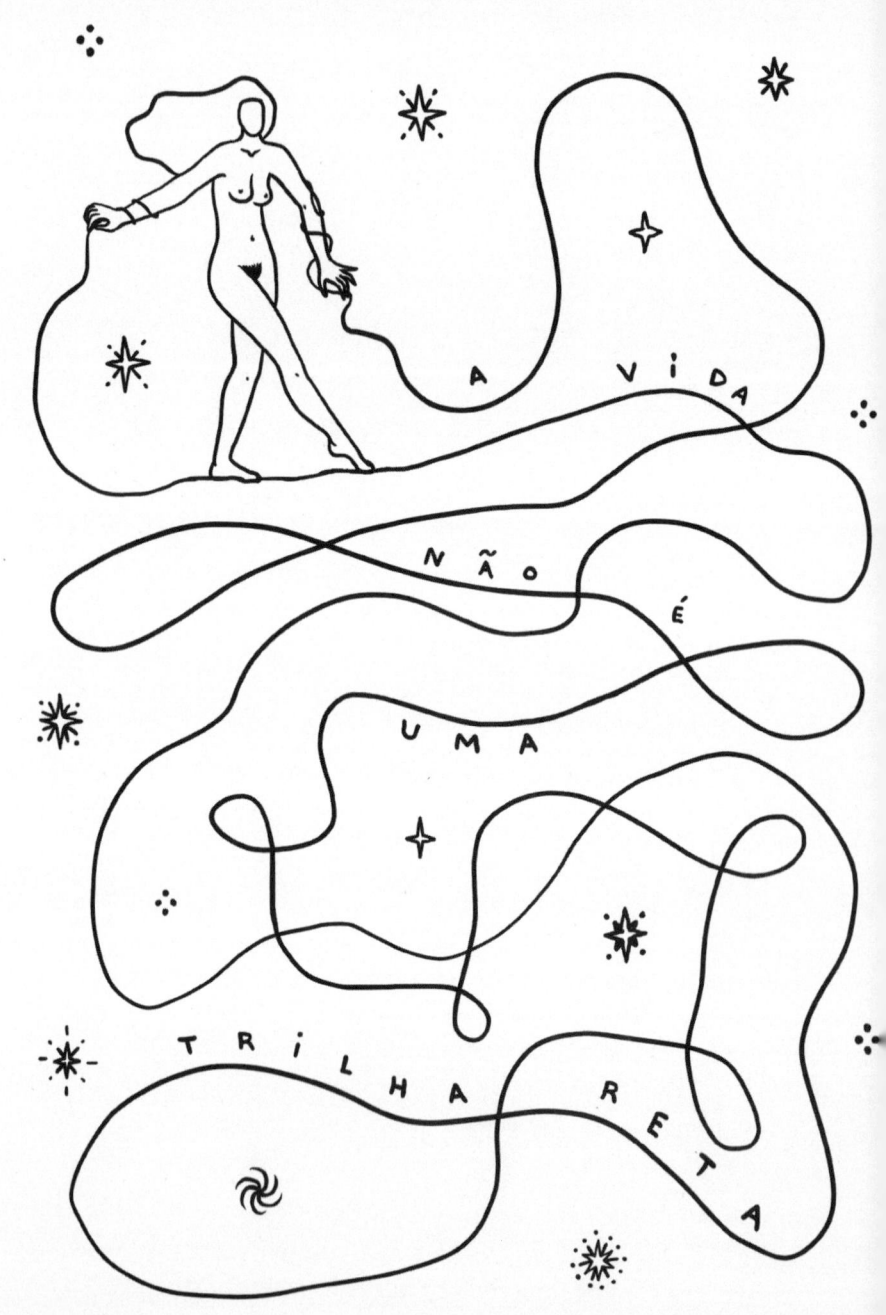

CAPÍTULO DOIS
Em águas profundas

Puerpério. Palavra complicada. De falar e de viver. São os dias que sucedem o parto. Um assunto ainda pouco discutido pela sociedade. O puerpério foi o mar mais revolto que já entrei em toda a minha vida. Como um mergulho em águas profundas, em que não conseguia mais voltar à superfície. Foi o momento mais difícil das minhas duas gestações.

Eu me perdi nas águas daquele mar. Faltou para mim o fôlego. O corpo. E o sono. Ah, o sono! Um assunto à parte no pós-parto! Eu tenho a impressão de que fiquei centenas de noites sem dormir. Até hoje, quando me dou conta de que aquelas noites em claro realmente existiram, desisto de acordar mais cedo. Quero dormir tudo o que não consegui em cinco anos.

Foram dois bebês amamentados dia e noite. Por cinco anos!

Ninguém diz que ter um bebê nos braços significa aprender a decifrar, a perceber o ritmo de uma valsa entre mãe e filho. Você precisa entender a dança. Mas vai estar um farrapo por causa das noites maldormidas. Dos seus questionamentos como mulher. Da desordem na sua vida e nos seus hormônios.

Considero esse um dos momentos mais complexos da maternidade. A mulher que não se reconhece e não é reconhecida. Ela é quase uma sombra que vaga em busca do próprio reflexo no espelho. Uma imagem que ela não sabe mais qual é. Porque ela não sabe mais quem é.

Com um bebê nos braços, a sociedade espera que essa mãe seja grata e feliz. Mas não a avisaram sobre esses dias solitários e estranhos. E ela fica ali. Por dezenas de dias e noites, essa mulher quase se afoga. Retorna à superfície, pega ar e volta a mergulhar.

Quando passo por momentos difíceis, lembro dessa travessia em mar agitado. De quando virei mãe. E tudo mudou.

Sim, eu já contei que queria muito a maternidade. Só que eu não tinha ideia de como tudo iria se transformar ao meu redor. O tempo congelou. Os dias eram longos. As noites, imensas. No puerpério, acostumei a ver o mundo pela janela. Todos estavam ocupados demais. Trabalhando. Se divertindo. Praticando esportes. A vida pulsava lá fora. Dentro de mim, pedra. Estagnação. Tudo se resumia a conseguir comer, tomar banho e dormir.

Sobreviver.

Sim, sobreviver àqueles dias iguais não foi nada fácil. Dias que se repetiam feito disco de vinil riscado. Com uma música ora alegre por ter um novo amor nos braços, ora triste por estar se despedindo de outro amor: a minha mãe.

Pós-parto já é difícil de qualquer jeito. Mas no meu primeiro puerpério não teve só cansaço e insegurança. Teve perda. Minha mãe foi diagnosticada com um câncer raro de pulmão pouco antes do nascimento do meu filho. Então, o que era para ser o momento mais alegre da minha vida foi também o mais triste.

Como contei, minha irmã mais velha, Liliane, é médica. De início, ela não queria me falar sobre a doença da minha mãe. Tinha medo de que meu leite secasse. Disse apenas que tinham achado um tumor e os médicos estavam investigando para descobrir o que era.

Fingi acreditar para não desmoronar. Achava que não tinha o direito de ficar triste. Que não era certo com o meu filho. Ele precisava de uma mãe inteira.

Quando estava grávida do Rafael, lembro da minha mãe dizendo que não ia dar conta de cuidar sozinha de um recém-nascido. Ela sempre se queixava porque eu morava num bairro distante da casa onde nasci, na zona leste de São Paulo. Queria que estivesse por perto. Desde que fui morar com o Thiago, preferimos bairros mais centrais e próximos dos nossos empregos.

Como a maioria dos pais assalariados, meu marido pegou uma curta licença e emendou com férias. Depois, teve que voltar a trabalhar. E senti com mais intensidade o que era a solidão e o cansaço do puerpério. Com minha mãe doente, Liliane fez o impossível para cuidar dela.

Eu acompanhava tudo de casa. Sozinha com o meu filho. Sem nenhuma rede de apoio. Por isso hoje aconselho as amigas grávidas: aceitem ajuda. Planejem quem vai cuidar das tarefas domésticas, da comida e do apoio à mãe e ao bebê. O pós-parto é barra pesada e se ele vem acompanhado do imprevisível, é pior.

Além da falta da minha mãe, sentia saudades dos amigos, do trabalho, da minha vida. Não me reconhecia. As unhas cheias de cutícula, os cabelos longos e malcuidados. A pele seca, as olheiras. Um corpo estranho. E aquela sensação de que nunca mais voltaria a dormir.

A privação do sono, o isolamento social, a falta de tempo, a descoberta de uma nova mulher, agora mãe. É muita coisa de uma vez. Parece uma avalanche que trespassa, levando tudo ao redor. Mas acabou. Para mim, a única coisa que não teve fim foi a saudade da minha mãe.

Eu só queria que ela estivesse comigo naquele momento. Apesar da distância, das diferenças, eu só queria tê-la por perto. É o que a gente quer nessa fase, sabe? A nossa mãe.

Eu já contava com as cenas da dona Cida me ensinando a dar banho no meu filho. Ela iria me mostrar como trocar as fraldas e evitar as assaduras. Eu já esperava os palpites que não ia ouvir. As sopas de legumes que ela iria preparar e trazer de casa em uma vasilha velha. E eu, bem cara de pau, ia aproveitar para pedir:

"Mãe, traz bolo de milho da próxima vez?".

Nada disso aconteceu. O filme que rodou na minha cabeça não foi gravado. Não virou memória. Em seu lugar, vieram os relatos da primeira cirurgia exploratória. Dos remédios. Do início da quimioterapia.

Fiquei uns dias com a minha sogra na chácara dela no interior de São Paulo. A pessoa que mais me ajudou naquela fase. Ainda com o coração apertado, sonhava e pensava na minha mãe o tempo todo. Tentava espantar a tristeza cantarolando Tim Maia para o meu filho.

A melancolia teimava em encher o meu peito e eu a tirava com um conta-gotas. Não queria amamentar o meu bebê com leite amargo. Não me permitia ficar triste ou chorar. Nem esbravejar de raiva por não ter a minha mãe por perto naquele momento.

Eu a queria ao meu lado para fazer a minha travessia: de filha para mãe. Mergulhando naquelas águas profundas do pós-parto. De mãos dadas.

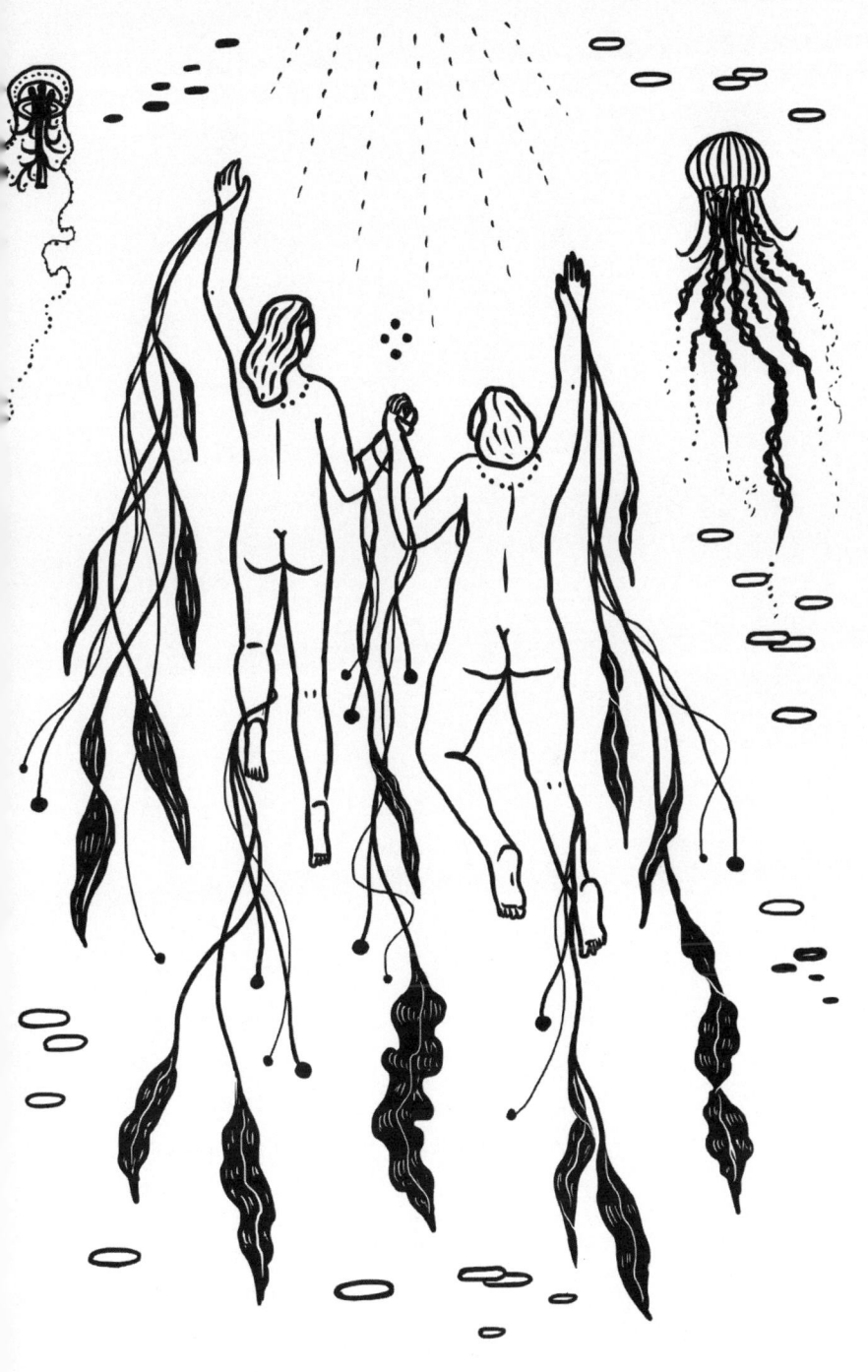

Ah, a dona Cida!

A dona Cida era uma mulher sensível, criativa e temperamental. Baixinha, falsa magra e espevitada. Adorava plantas, culinária e crianças. Não gostava dos noticiários policiais. Lamentava a maldade humana. Ficava triste com a pobreza e o sofrimento dos outros.

Justamente ela, uma mulher simples que tinha sofrido muito nessa vida. O rosto flácido e cheio de rugas denunciava sua dor. Ela tinha feito escolhas das quais se arrependia, numa época em que as mulheres não tinham muita opção.

Minha mãe deixou sempre a vontade dela em segundo lugar. Assumiu cedo a função de mãe dos irmãos e dos sobrinhos. E, mais tarde, do marido e das filhas. Não viveu os papéis de menina. De sonhadora. De guerreira.

A dona Cida era simplesmente MÃE, e morria de medo de que eu e minha irmã fôssemos pelo mesmo caminho. Por isso sempre nos aconselhava a estudar, trabalhar. E lutar.

Apesar de seus dilemas pessoais, Cidinha, como gostava de ser chamada, permaneceu com muita fé. Até quando foi acometida pelo câncer.

Quando saí de casa, minha mãe teve a síndrome do ninho vazio e passamos a nos desentender. Mas nunca deixamos de nos amar. Toda vez que me encontrava, ela lamentava a nossa distância física, me entregava alguma comida caseira e dava conselhos.

Lembro-me da última vez que nos falamos, por telefone. Ela disse: "Seja feliz com a sua família. Mas não abra mão de ser quem você é e do que você quer".

Mulher sábia, a minha mãe. Eu não queria perdê-la. Porém, assim como não controlamos as chegadas, não impedimos as partidas.

Lembro de um dos sonhos que tive com ela naquela época. A porta de entrada da nossa velha casa, na zona leste, batia com o vento. Quando fui fechá-la, deparei-me com a minha mãe. Ela usava sua camisola verde, com florzinhas cor-de-rosa. E estava ali. Deixando nossa casa. Eu tentava alcançá-la e impedir que a porta se fechasse. Mas ela bateu. Fechou-se com a força do vento.

E a minha mãe se foi.

Fiquei com um bebê nos braços. A quem me apeguei demais para não desmoronar feito galho de árvore seca. O Rafael me salvou da queda livre.

Anos depois disso tudo, ainda penso em como sobrevivi àquela fase. E sei que a resposta está no meu filho. Todas as vezes que o coloco para dormir, lembro das madrugadas em claro naquele puerpério.

Enquanto cuidava dele, pensava na dona Cida.

No final, viver o pós-parto naquele período me ajudou. E se hoje percebo a minha vida do avesso, vejo como tudo parece bobo diante daqueles dias solitários. Depois daquela passagem, sei que jamais fui a mesma.

Perdi a minha mãe quando virei mãe.

Foi uma travessia dolorosa. Mas consigo ver nela as flores, apesar dos espinhos. A dona Cida soube que foi avó. Ela teve o Rafael nos braços. Nós a fizemos sorrir e ela fez sua última travessia cercada de amor.

Na minha gravidez seguinte, já sabia que não a teria por perto. Novamente senti a falta dela no pós-parto, ainda mais do que da primeira vez.

Queria que ela estivesse comigo ali, naqueles dias tão complicados que já conhecia. Só que dali por diante sabia que teria que ser a minha própria mãe e aprender a me cuidar sozinha. Porque o papel de mãe amorosa agora é meu. E não tem mais volta.

Termino este capítulo com a única carta que consegui escrever até hoje para a minha mãe, durante a pandemia, em 2020. O ano em que o mundo parou fez eu entender que a vida pode acabar de repente. Por isso, a gente deve sempre declarar o nosso amor.

São Paulo, 2 de julho de 2020.

Oi, mãe!
Hoje faz seis anos desde que nos vimos pela última vez. Eu não ia te escrever. As coisas andam meio tumultuadas por aqui e não queria preocupá-la. Ah, mas bateu uma saudade!

E assim, por acaso que nunca é, eu finalmente encontrei nossa fotografia preferida. É aquela foto onde estamos no seu jardim, numa tarde ensolarada e fria como a de hoje. Sabe qual é? Estava deitada no seu colo. Ainda posso sentir a senhora mexendo em meus cabelos com suas mãos pequenas e unhas compridas.

Lembro do seu cheiro. O cheiro que ficava na sua roupa depois do almoço. Daquele refogado de cebola, alho e salsinha. Mãe, sabia que agora eu tenho o mesmo cheiro? É, virei uma boa cozinheira, igual a você! Mas meu bolo de milho ainda não é igual ao seu. O bolo de coco nem quis arriscar, o seu era tão bom!

E tem mais: gosto cada vez mais de plantas! Decidi montar uma minisselva no meu apartamento, a senhora ia gostar de ver. Quero tatuar uma orquídea no braço, para lembrar sempre de nós duas na loja de orquídeas. Temos os mesmos amores: plantas, culinária e crianças!

Ah, crianças! A senhora sempre sonhou com netos. E agora tem quatro! Todos são lindos e cheios de saúde. O Rafael é um menino doce e meigo de seis anos. A Clara fez quatro e é uma pimenta! E no ano passado, nasceram os gêmeos, meus sobrinhos.

Sentimos sua falta, mãe. Sentimos medo sem você. É como um buraco negro dentro do peito. A saudade me faz sonhar com você de vez em quando. Outra noite, sonhei que quase consegui abraçá-la. Foi quase! Acordei com os braços vazios.

Eu só queria dizer que você tinha razão em muitas das vezes que discutimos. E mesmo quando estava errada, sei que só queria o melhor para mim. Estamos cada vez mais parecidas, mãe. Acho que sempre fomos.

Te amo,
sua Lú

CAPÍTULO TRÊS

A separação

Não dá para fugir. Ninguém consegue adiar o tempo. E ele escorre feito areia das nossas mãos. Eu sabia que aquele dia chegaria, mas travava uma batalha inútil. Queria lutar contra um momento que urgia, enquanto a mãe leoa em mim rugia de pavor. Eu não queria aceitar: a hora da separação. As mães que trabalham fora sabem como é.

É a angústia de deixar o bebê, distante dos nossos braços, dos olhos. Muitas vezes, ter que sacrificar a amamentação. Começar a dar leite em pó. É parar de lamber a cria. Tudo porque a roda do capitalismo não pode parar.

O Rafael foi para a escolinha logo após o final da minha licença-maternidade. Com cinco meses, ele já encarou a rotina fora de casa. Foi um grande sofrimento para nossa família.

Fui pega de surpresa pelos sentimentos que surgiram em mim, semanas antes de voltar a trabalhar. Não tinha com quem deixar o meu filho e decidi pelo berçário. Só que, de repente, percebi que não estava preparada para me separar do Rafa.

Quando ele completou três meses, comecei a pesquisar as melhores escolinhas do bairro. Marquei algumas visitas. Lembro-me de quando visitei a primeira delas. Era um sobrado antigo reformado, num bairro de classe média em São Paulo.

Entrei lá segura de que estava fazendo a escolha certa para o meu filho. Mas odiei o lugar. A situação. Doeu na minha alma ver ali bebês de três, quatro meses. Eles dormiam em quartos coletivos, expostos a todo tipo de virose, sob o cuidado de estranhos.

Fiquei revoltada. Puta da vida. Achei injusto obrigar mães e pais a voltarem a trabalhar tão cedo, deixando seus recém-nascidos.

Sei que as crianças são bem-cuidadas na maioria desses berçários. Mas bebês tão pequenos precisam do amor da família. O resto são as circunstâncias favoráveis a isso ou não. E ninguém me fez acreditar no contrário até hoje.

O primeiro ano de um bebê é um momento mágico e delicado para um casal. É preciso aprender a ser mãe e pai. Se adaptar à nova rotina de cuidados com um filho. E isso demanda tempo.

Só que a gente vive na sociedade da pressa. Eu ouvia frases do tipo: "Você tem que voltar a trabalhar logo!" "Vai acabar com a sua carreira se ficar em casa." "Como assim, quatro meses de licença não foram suficientes?".

Por que a sociedade não olha para o bebê com os mesmos olhos das mães?

Meu filho era amamentado dia e noite. Eu o amarrava junto ao meu corpo com um *sling* de tecido azul. Ficávamos juntos o tempo todo. Por aqueles meses que escorreram rápido demais.

Fui obrigada a ir contra o meu coração. Eu precisava trabalhar.

Visitei a segunda escola do bairro. A terceira. E a quarta. Não tinha coragem de fazer a matrícula em nenhuma delas. Não conseguia aceitar que precisava deixar o meu filho. Porém, também não sabia o que fazer com a minha vida.

Estava cheia de dúvidas e conflitos. Tinha medo de sair de um trabalho estável e não conseguir me sustentar. De não arrumar outro emprego depois de ser mãe. Além da solidão que já me consumia por ficar sozinha em casa com um bebê.

Eu não estava preparada para me separar do Rafa. Mas também não estava pronta para seguir um outro rumo. Precisava de mais tempo para resolver a bagunça na minha cabeça. Só que não tinha nem mais um instante.

E assim, quinze dias antes de voltar às redações de TV, matriculei o Rafael na escolinha que achei mais razoável. Isso depois de passar pela porta dela e voltar atrás umas mil vezes!

Meu filho foi para o tal berçário antes de usar mamadeira e não queria aceitá-la de jeito nenhum. Ele ainda se alimentava de leite materno. Não gostava da fórmula infantil. Passou fome. Foi submetido ao estresse de se separar da mãe. Quando ia buscá-lo, ele passava três horas no meu peito. Sim, três horas! Muita gente disse que ele se adaptaria com o tempo. Sim. Também me adaptei à nova rotina.

Bem. Mais ou menos.

Depois de várias tentativas, aprendi a extrair leite com o auxílio de uma bomba de sucção. Levava a bomba para o trabalho e tirava leite no meu horário de almoço. Era o mínimo que eu podia fazer.

E também uma necessidade! Meus seios quase explodiam de tanto leite no intervalo das mamadas que precisava pular, porque estava longe do meu filho.

O Rafa passou a acordar várias vezes de madrugada. Foi a soma da minha volta ao trabalho com o nascimento do primeiro dente dele. Virei a mãe zumbi. Não dormia. Usava toda a minha energia para trabalhar e amamentar. Dia e noite. Com exaustão. Culpa. E saudades da minha mãe, que já estava doente.

Tudo isso junto e não deu outra:

Esgotamento físico e emocional. *Burnout* **materno.**

Desde que tinha voltado da licença, o meu chefe da época não escondia a insatisfação com o meu desempenho. Ele passou a me pressionar.

Queria que eu "mostrasse serviço". Afinal, já tinha "ganhado uma licença-maternidade". Agora era o momento de retribuir à empresa.

Mas eu só tinha forças para o arroz com feijão, sabe? Não era o momento de me pedir um almoço especial de domingo. Ele não me compreendeu. Sequer me chamou para conversar.

Pelo contrário. Começou a estipular prazos de entrega mais curtos. Tarefas cada vez mais difíceis. Até que cedi.

Foi numa manhã qualquer. Cheguei cedo na redação. Tinha mil coisas para fazer naquele dia. Meu chefe passou um trabalho e um prazo: três dias. Algo que levaria normalmente cerca de duas semanas para fazer. Eu sabia que era uma missão impossível. Uma prova final.

O desespero tomou conta de mim. A ansiedade pulava do meu peito. Faltava o ar. Um suor frio escorria da minha testa. Uma cólica forte dava pequenas facadas no meu ventre. E eu desmaiei.

Inconsciente, saí do trabalho numa ambulância direto para emergência de um hospital. Meu marido e minha irmã chegaram rápido. Ninguém entendia o que tinha acontecido. Nem mesmo eu. Os médicos falaram de estresse. Esgotamento. Pediram que eu descansasse. Atestado de três dias.

Na redação, os colegas foram compreensivos. As amigas tentaram me ajudar, assumindo o meu trabalho. Parecia que tudo ia ficar bem. Parecia.

Quando voltei, meu chefe me chamou na sala dele. Disse que não estava satisfeito comigo. Que se as coisas estavam difíceis em casa, era para eu contratar uma babá! Que ele já tinha sido muito "generoso" me concedendo a licença-maternidade. E que, apesar de tudo, me daria mais uma chance. Ao invés de me mandar embora, ele me transferiu de setor.

Eu nunca me senti tão humilhada na vida. Logo eu, a jornalista *nerd*, a *workaholic* que não se permitia errar, que sempre aceitava as horas extras, os trabalhos difíceis.

Sim, logo eu. Que virei mãe. E me tornei vulnerável.

Fui adiante. Porque a gente se acostuma. A gente sobrevive. Mas sobreviver não é viver. E não vivi os primeiros anos do Rafael como eu gostaria.

Não me cobro por isso. Fiz o que podia e achava certo para mim e o meu filho. Assim como várias mães que trabalham fora e escolhem a melhor alternativa às suas famílias. Elas não devem ser julgadas ou criticadas pelas escolhas que fazem. Tampouco as mães que decidem pedir demissão e ficar em casa.

Existem ainda aquelas que não podem escolher. Precisam trabalhar pela sobrevivência. Muitas brasileiras precisam recorrer ao trabalho informal, sem direito à licença, para sustentar suas famílias. Nem escolinha ou creche. Aquelas que deixam o filho com a vizinha na comunidade e vão pra luta. Até a amamentação virou um lance da classe média, sabe? Pois para quem enfrenta subemprego e longas jornadas, é impossível manter um bebê com leite materno.

Sei que faço parte de uma minoria de mães privilegiadas.

O problema é esse sistema que não valoriza a maternidade. Que não enxerga os primeiros anos de um bebê como algo importante para a raça humana. Que não vê o amor como a cura dos nossos males. E amor precisa de vínculo. Precisa de tempo.

Ouvi vários colegas sem filhos me questionarem sobre a duração da licença-maternidade. Eles acreditavam que quatro meses eram suficientes para a mãe ficar com o bebê. Acreditem, não é! E o que dizer então da licença-paternidade? São cinco dias!

É fácil mudar de opinião se a gente espiar o que acontece em sociedades mais modernas. Na Suécia, país-modelo de bem-estar social, o pai e a mãe têm os mesmos direitos. Um ano e quatro meses em casa para cuidar do bebê. Cada um é obrigado a tirar, de maneira alternada, no mínimo, noventa dias para ficar com o filho. E podem doar ao parceiro os dias que não usarem.

Sim, nem dá para comparar com o que acontece no Brasil!

Precisamos dar tempo ao amor. Parar de enxergar a mãe trabalhadora como um problema. De dar um prazo de licença decente ao pai. O primeiro ano de vida de um bebê é um período intenso. Cansativo. Lindo.

E que passa rápido.

CAPÍTULO QUATRO

Clara

―――

Foi de repente. Sem planejamento. Sem expectativas. Melhor que festa de aniversário surpresa ou presente fora de data. Quando descobri que estava grávida menos de dois anos após ter tido o Rafael, eu não acreditei.

Afinal, muitos casais estudam com cautela a possibilidade de um segundo filho. É um dos maiores questionamentos depois de ter o primeiro. Será que vale a pena ter mais um? Será que dou conta? Será que vou amar igual ao primeiro? Será que consigo manter dois filhos? São muitos "serás" que reverberam na cabeça.

Eu sempre quis ter mais de um filho. Acho a experiência de ter um irmão muito bacana para as crianças. Mas quem me conhece sabe que sou mais movida pelo coração do que pela razão. Então, não pensei muito nos prós e nos contras antes de engravidar. Na verdade, eu nem esperava um bebê na minha vida tão cedo.

Como já contei, demorei três anos para ter o Rafael. Antes disso, tive um aborto, passei por vários exames médicos complicados e quase comecei um tratamento de fertilidade.

Minha crença de que eu não era fértil caiu por terra quando descobri que estava grávida. Eu não estava tentando engravidar. Achava que demoraria um tempão para ter um segundo filho. Só que aconteceu.

O Rafael estava com um ano e meio. Eu tinha perdido minha mãe há poucos meses. O Thiago, meu parceiro, pediu demissão de um emprego estável. Quis arriscar e começar uma empresa por conta própria. O dinheiro em casa estava curto. A gente se mudou para um apartamento pequeno e simples. Eu precisava trabalhar mais do que nunca. Estava tudo meio tumultuado na minha vida. Intenso.

Com essa realidade, pensar num segundo filho era loucura. Mas quem disse que a gente planejou alguma coisa? Foi no susto. E eu fiquei feliz demais! Das duas vezes, sonhei e acertei o sexo dos meus filhos. E sabia que dessa vez teria uma menina. Eu sempre disse que se tivesse uma filha, ela iria se chamar Clara. Eu acho esse nome lindo!

Para mim, Clara é a tradução da luz. Do brilho e da esperança.

Dizem que nenhuma gravidez é igual. Hoje entendo isso muito bem. Cada filho vem numa fase diferente da caminhada dos pais. Não tem como tudo ser parecido. A gente amadurece. Começa a valorizar novos aspectos da maternidade.

E eu sabia que, com a Clara, teria a chance de fazer algo diferente. Algo que não tive a oportunidade de fazer na gravidez do Rafael: tentar um parto normal.

Quando engravidei do Rafa, a felicidade tomou conta de mim. Então, deslumbrei geral! Só queria saber de dieta e exercícios saudáveis para grávidas, enxoval, quartinho de bebê e ensaio fotográfico de barrigão.

Foi só uns dois meses antes do parto que comecei a refletir sobre o mais importante naquele momento: O PARTO!

Por causa do mioma que tenho do lado externo do útero, a médica que fez o meu pré-natal nunca me deu esperanças de ter um parto normal. Eu tive uma gravidez extremamente tranquila e saudável. O mioma ficou bem quietinho e não deu trabalho.

Quando comecei a buscar informações sobre parto natural, descobri que, sim, era possível.

Mas a médica que me acompanhava na época achava que a melhor opção para mim seria uma cesárea com data e hora marcada, muito comum nas maternidades do Brasil. O país é campeão mundial em cesarianas. Um tipo de parto que privilegia médicos, convênios e hospitais privados. Afinal, os custos de uma cirurgia de uma hora são bem menores do que manter uma mãe por doze horas em trabalho de parto.

Na época, eu não questionei o que a médica decidiu. Meu filho nasceu bem e com saúde. Voltei para casa e amarguei as consequências de uma cesárea agendada. Não andava. Me arrastava. Sentia dores no corpo todo. Precisei tomar remédios à base de morfina. Comecei a me recuperar apenas três meses após o parto.

É claro que fiquei feliz por ter corrido tudo bem. Mas a sensação de parto roubado me acompanhava.

Eu queria ter sido a protagonista do meu parto. Ter deixado meu filho nascer na hora que ele escolhesse, e não somente aceitar tudo que me foi indicado, por medo que algo desse errado.

Estava no quarto mês de gravidez da Clara quando eu e meu marido decidimos marcar uma consulta com uma médica obstetra que segue a linha de parto humanizado.

A doutora Deborah nos conquistou na primeira consulta. Ela disse que não seria fácil tentar um parto normal com um mioma grande na parte externa do útero. Porém, era possível e o mioma não era motivo para desistir.

A gente adorou a doutora. Mas sabia que ficar com ela teria que ser uma decisão bem planejada. Por trás, existia toda uma equipe – auxiliar, anestesista, pediatra, doula, enfermeira obstetra. Tudo isso ia custar um bom dinheiro.

Pelo nosso convênio médico, nada disso era possível. Na época, a rede pública também não oferecia o que eu procurava.

Meu desejo era que minha filha nascesse na hora dela. Com tranquilidade e amor. E com segurança. Sem correr riscos.

Meu marido tinha a mesma opinião que eu. Então apertamos as contas e pagamos o parto humanizado da nossa filha.

A gente deu um jeito. Com a ajuda de uma rede de amigos, conseguimos montar o enxoval da Clara – eles nos doaram as roupas das filhas mais velhas deles. Meus colegas de trabalho fizeram um chá de bebê, o que garantiu as fraldas de praticamente todo o primeiro ano de vida da Clarinha. Nada de quarto decorado dessa vez – o plano era que a Clara dividisse o quarto comigo.

Minha gravidez foi tranquila. Mas como eu disse, nenhuma gestação é igual à outra, e sofri muito nas últimas semanas.

Quando a Clara desceu e começou a se posicionar, estouraram veias nas minhas pernas e virilha. Eu fiquei toda inchada e com dores horríveis. Não conseguia andar direito.

A doutora Deborah me tranquilizou e afirmou que isso não impediria um parto normal, o que me deu forças para seguir em frente.

Foi então que marquei uma visita para conhecer aquela que seria o meu anjo da guarda no momento do parto – a minha doula.

O nome dela já diz tudo: Mariana Amoroso. Tem algo mais lindo do que ter amor no sobrenome? E ele não está ali à toa. A Mariana é puro amor. Daqueles raros e fáceis de reconhecer.

Muita gente não sabe para que serve uma doula. As doulas são mulheres que conhecem o poder do sagrado feminino. São as guardiãs da nossa força. Elas nos ajudam a resgatar esse poder. Algo que a gente esqueceu que tem e que precisamos acionar num dos momentos mais importantes da maternidade: o parto.

Eu comecei a sentir uma leve cólica numa quarta-feira à noite. Só que não tinha certeza se era a Clara chegando. No dia seguinte, a cólica aumentou de intensidade. Eu avisei a doutora Deborah e a Mariana.

Eram as primeiras contrações.

Na noite da quinta-feira, elas aumentaram. Ficaram insuportáveis. A Mariana me mandou tomar um banho quente e veio para a minha casa.

Os boatos são verdadeiros: a dor do parto realmente é a mãe de todas as dores. É uma fisgada horrível na lombar, que parece que vai cortar o corpo ao meio. É difícil de suportar.

Mas eu tinha uma fada ao meu lado. A Mari improvisou uma bolsa de água quente com sal grosso para aliviar o meu sofrimento. Fez massagem. Acolheu-me. Deu-me forças para continuar.

Eu nunca vou esquecer daquela noite. Meu apartamento estava em silêncio. O Rafael dormia no quarto dele. Minha sogra veio do interior para cuidar do neto e estava na sala.

No meu quarto, eu, a Mari e meu marido. Tudo iluminado por velas. O Thiago colocou as músicas que fazem parte da nossa história. Me acalmou. Claro que tinha dor. Só que o amor ao meu redor era imenso.

Quando a minha bolsa estourou, a Mari avisou que era o momento de ir para a maternidade. E lá fomos nós. Eu e ela no banco de trás. Eu urrava. A Mari acalmava a fera em mim. E o Thiago dirigia feito um maluco para cruzar a cidade. Era uma madrugada fria, de ruas vazias em São Paulo. Sorte a nossa.

Na chegada, a minha doula já sabia para onde me levar e como eu devia ser tratada. O que facilitou muito. Em poucos minutos, me conduziram para uma sala de parto humanizado.

Era um lugar feito para famílias. Em nada lembrava o centro cirúrgico onde o Rafael nasceu. Tinha pequenas estrelas no teto. Bola de pilates para massagear a região da virilha e uma banheira enorme de hidromassagem.

Eu fiquei lá durante várias horas. Com muita dor. Mas amparada pela Mari e pelo meu parceiro.

Quando a gente está nessa situação, passa um filme da própria vida na nossa cabeça. Eu fechava os olhos e minha mente evocava as minhas memórias enquanto meu corpo lutava para concretizar a chegada da minha caçula.

Vi também a minha mãe. A dona Cida, sorridente, segurava a Clarinha nos braços e me pedia para aguentar firme. "Só mais um pouco, filha!"

A doutora Deborah acompanhava os relatórios da Mari e das enfermeiras obstetras e foi para o hospital na hora certa.

O parto humanizado é isso. É deixar a mãe e o bebê no comando. E só interferir quando realmente é necessário.

E no meu caso, apesar da minha luta, foi preciso intervir.

A Clarinha não conseguiu descer. Eu estava há doze horas em trabalho de parto ativo. Já tinha testado várias posições. Tinha atingido a dilatação máxima. Mas o trabalho parou de evoluir. Eu tive desproporção cefalopélvica – isso acontece quando a pelve da mãe não permite a passagem da cabeça do bebê. Algo que só é possível identificar durante o trabalho de parto.

A doutora Deborah não quis arriscar nossas vidas. Ela nos mandou para o centro cirúrgico. A equipe médica já estava de prontidão caso algum problema ocorresse.

Fui para a cesárea de emergência frustrada. Brava comigo por não ter conseguido. E, acima de tudo, preocupada com a Clara. Eu queria saber se a minha filha estava bem.

A diferença de uma equipe médica humanizada para uma comum está no carinho e no cuidado como eles tratam as famílias num momento tão delicado.

Foi tudo muito rápido. Fiquei exausta e completamente tonta. Mas recordo da Mari e do Thiago ali, me acalmando. E do choro da Clara quando ela nasceu.

Lembro de quando ouvi a voz do doutor Ricardo, o pediatra que acompanhou o nascimento da Clara e é pediatra dela e do Rafael até hoje.

Ele colocou a Clara no meu peito e ela mamou pela primeira vez. No parto do Rafa, a pediatra do hospital afastou ele tão rápido de mim que mal consegui ver o rosto do meu filho. Fui amamentá-lo cinco horas após o parto. Quando o reencontrei, ele estava assustado. Faminto.

A Clara, não! Ela mamou quando nasceu. Minha bebê ficou um tempão com os pais. Respeitaram o nosso momento. E isso fez muita diferença. Valeu cada centavo. Cada esforço.

A Clara não sofreu nenhuma interferência. Não foi virada do avesso.

Ainda no hospital, fui questionada por familiares se tudo tinha valido a pena – porque senti as dores do parto normal e também da cesárea. Não era melhor ter me poupado?

Penso diferente. O nascimento da Clara foi exatamente como eu queria.

Não sou menos mãe porque não consegui ter um parto normal.

Briguei, superei o medo que tinha do meu mioma e minha filha nasceu na hora que ela escolheu. Cercada de amor. De força.

De respeito. Fiz o que meu coração mandou. Fui a protagonista do meu parto. Quando o Rafael crescer, ele vai saber que eu lutei muito para tê-lo. E a Clara vai saber que lutei muito para tê-la também. Foram batalhas diferentes. Mas as duas valeram a pena.

Bê

A Clara é hoje uma menina esperta, engraçada e barulhenta. O Rafael apelidou a irmã de "Bê" – uma abreviação da palavra "bebê". Logo, estávamos todos em casa: Bê pra lá, Bê pra cá.

A Bê encheu a nossa casa de alegria e virou as nossas vidas de cabeça para baixo. O primeiro ano dela não foi fácil para ninguém. Eu trabalhava fora e precisei da ajuda de uma babá para cuidar da minha filha.

Minha rotina ficou dividida em períodos: às madrugadas, ficava acordada com a Bê. Ela tinha um sono difícil e queria mamar o tempo todo. Durante as manhãs, eu me dividia entre brincar com o Rafael e adiantar as tarefas domésticas. Às tardes e no início da noite, me dedicava ao trabalho. Assim como em muitos finais de semana e feriados.

O que aconteceu é que eu não conseguia dar atenção para ninguém direito. Nem para mim mesma. Meu marido e eu brigamos muito nessa fase. Estávamos os dois sobrecarregados e exaustos.

Hoje, acredito que um segundo filho tem que ser bem planejado entre o casal. Os dois precisam querer muito. Porque muda completamente a dinâmica familiar. Um filho dá trabalho e deixa as coisas mais agitadas. Mas dois... dois é uma treta gigante!

É o dobro de tudo. De gastos com comida, saúde, escola, produtos de higiene e brinquedos. Dose dupla também de preocupações e de cuidados.

Percebo que os casais com um filho conseguem conciliar melhor as tarefas domésticas com o trabalho e a família. Com dois, fica mais difícil. São duas crianças ávidas por carinho.

Muita gente me diz: "Ah, um irmão faz companhia para o outro!". Nem sempre. Os dois querem e precisam da atenção individual dos pais. Eles também não vão brincar juntos o tempo todo. Nem sempre são companheiros. E é óbvio que rola muita disputa entre irmãos.

O Rafa e a Bê brigam por praticamente tudo: o nosso afeto, os brinquedos, as roupas, os canais da TV a cabo e até o canto preferido no sofá.

Sei que as confusões só começaram.

Então, será que vale a pena ter dois?

Tive que me dividir para cuidar de duas crianças pequenas, minhas contas dobraram e meu tempo diminuiu.

Será que vale a pena?

Posso dizer o seguinte: a maternidade surpreende a gente o tempo todo.

Numa noite dessas, por um descuido nosso, a Bê escalou o cadeirão e caiu de cabeça no chão. Meu marido a levou às pressas para o pronto-socorro.

Eu fiquei em casa com o Rafael. Ele estava desesperado. Chamava pela Clara e pedia a irmã de volta. Não consegui segurar as lágrimas. Choramos. Choramos juntos pela Bê.

Ela voltou algumas horas depois. Com um galo na cabeça e o sorriso largo e sapeca de sempre. Foi só um susto.

Naquela noite, orei como há muito tempo não fazia. Pedi a todos os anjos pela saúde e proteção da minha família. Agradeci por estarmos juntos. Nós quatro. Percebi o quanto um dependia do outro para estar bem, e o quanto eu amava aquela garotinha, que trouxe luz, depois de tanta turbulência.

    Sempre cabe amor. Basta querer.

SEMPRE CABE AMOR

BASTA QUERER

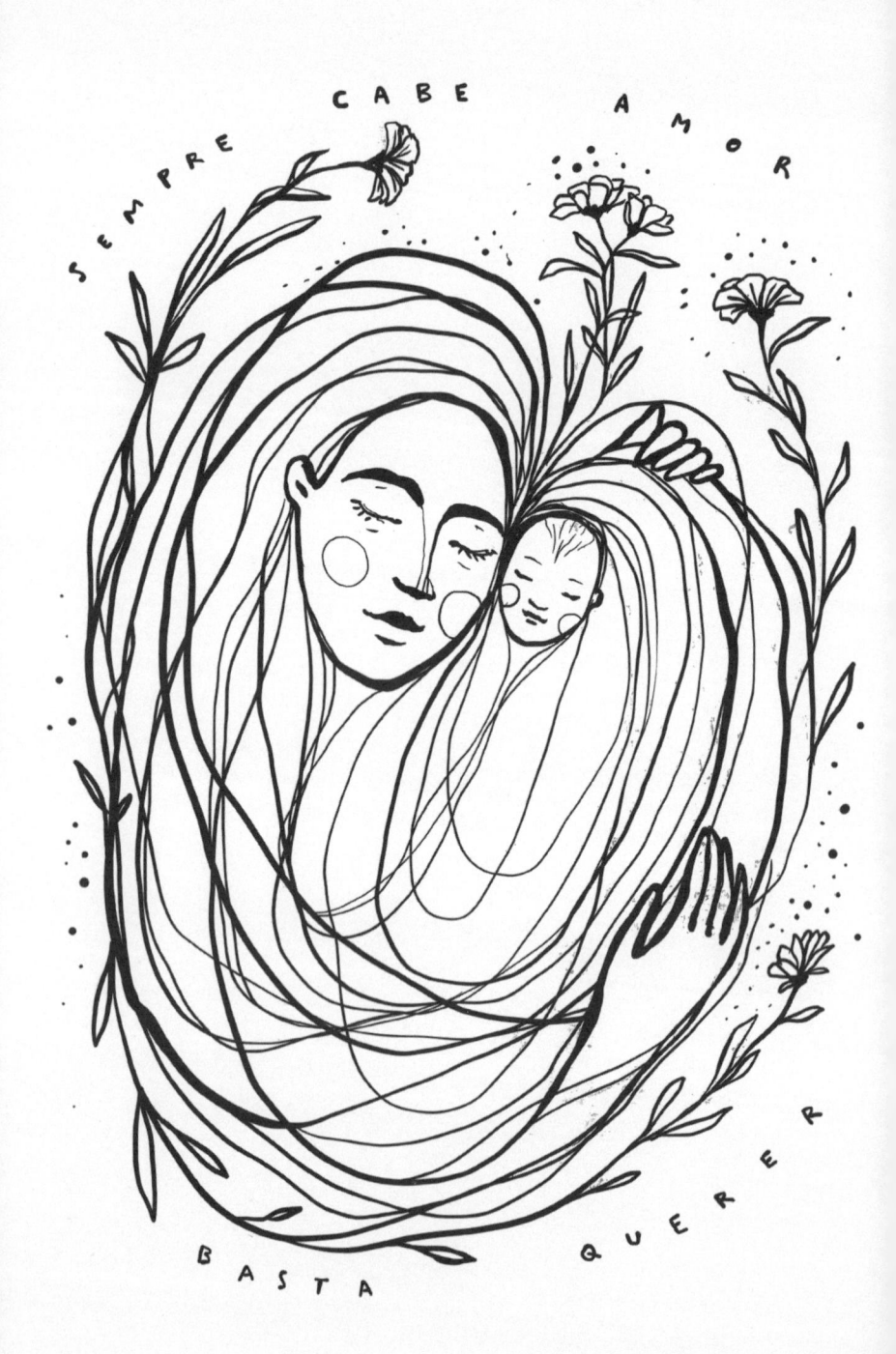

CAPÍTULO CINCO
Sabático de mãe

Me sentia numa gincana interminável. *Trabalho, casa e crianças. Trabalho, casa e crianças.* Estava esgotada. Sem dormir direito há três anos. Aquela rotina me sufocava. Lembro bem do momento, no meio das manhãs, em que saía para trabalhar.

Eu dava um beijo na Clara e a entregava para a babá, abraçava o Rafael, pegava a minha bolsa e saía. Ao trancar a porta, já ouvia o choro, a revolta. Me recordo também dos finais de semana. Acordava às seis da manhã para o plantão na redação da TV. Eram sábados e domingos sem cafés da manhã demorados. Sem almoços e passeios em família. Sem folga nenhuma.

Nesses dias, eu deixava a casa em silêncio. O único barulho era dentro de mim. Aquilo me destruiu. Por mais de mil dias. O período em que trabalhei fora depois que meus filhos nasceram. Por mais que eu amasse a minha carreira, precisava de um tempo.

Uma pausa.

Quando pensei em tirar um período sabático de dois anos, estava apavorada. Sempre trabalhei, desde os tempos da faculdade. Nunca tive um prazo longo de respiro, fora as férias anuais.

Decidir ficar em casa com as crianças exigiu planejamento financeiro, longas conversas com o meu marido e muita coragem.

Coragem para começar uma vida completamente diferente da que estava acostumada há vinte anos.

Finalmente fui em frente. Coloquei um dos meus vestidos preferidos: preto e rodado. Respirei fundo. Entrei na sala do meu novo chefe. Como contei antes, fui transferida de redação logo após o nascimento do Rafael. Expliquei a ele que gostava do que fazia lá, mas passava por problemas para conciliar a rotina da família com o trabalho, e pedi demissão.

Ele acenou com a cabeça e pareceu entender. Depois de ensaiar a cena durante vários meses, eu a concretizei.

Pedir demissão foi mais fácil do que imaginava. O que doeu de verdade foi a despedida dos meus colegas de trabalho. Por oito anos, trabalhei com pessoas maravilhosas, das quais sinto saudades até hoje. Mas sabia que meu lugar não era mais ali.

No meu último dia, fui almoçar com meus colegas num restaurante chinês que costumávamos ir. A mesa estava lotada. Após o almoço, voltamos para a redação e me despedi de cada um deles. Ganhei palavras de incentivo. Beijos. Abraços. Aquilo foi importante pra mim. Todos me aplaudiram quando saí da redação. Foi um dos momentos mais emocionantes da minha vida. Tudo me levou a acreditar que aquela era a hora certa para começar o meu "Sabático de Mãe".

Sabático vem do hebraico *shabbat*. Para os judeus, o sábado, sétimo dia da semana, é dedicado ao descanso. O termo passou a ser usado para explicar períodos de folga, após anos de trabalho. É comum as pessoas tirarem períodos sabáticos para se reciclar profissionalmente ou fazer viagens e cursos no exterior.

Então, pensei: por que não dar uma pausa para ficar mais perto da minha família e descansar?

Eu tinha questões internas a resolver, como os traumas emocionais que já relatei. O aborto, a descoberta da chamada "maternidade real", a perda da minha mãe, o esgotamento mental e físico. Precisava me recolher, como num outono de cura. Jogar minhas folhas secas fora e semear algo novo e bonito. Para isso, era preciso calma, reflexão e um olhar de autoamor.

Meu primeiro gesto foi mudar o visual. Tenho cabelos castanhos, longos e naturais. Decidi usar um corte curto e pintei de loiro pela primeira vez na vida! Acho que buscava uma versão mais ousada de mim mesma.

Por dentro e por fora.

Para colocar meu plano em prática, mudei também meu estilo de vida. Comecei a economizar. Parei de comprar roupas, sapatos e objetos desnecessários, diminuí minhas idas a restaurantes e passei a cozinhar mais. Nosso lazer em família era quase todo gratuito. Nada de shoppings! Frequentávamos parques e brinquedotecas públicas com as crianças.

Sei que essa filosofia não está ao alcance de milhares de mães. Entendo o quanto fui privilegiada por ESCOLHER ficar em casa. Nem todo mundo consegue fazer escolhas. Principalmente depois dos filhos. Mas sei também o quanto muitas pessoas temem o novo, a mudança, e acabam se conformando com a rotina capitalista. Buscam conforto em compras, na ida ao restaurante da moda, no *status* social. Abrir mão disso tudo é realmente difícil. Mudar dói. A gente confronta inseguranças, medos e a solidão.

Sou de uma geração de mulheres criadas para ter uma carreira de sucesso e casar com um cara legal. Claro, tudo isso sem descuidar da beleza. O feminismo da minha geração falhou. Porque quando você coloca todas essas exigências na lista para ser feliz, o banho de realidade é gelado.

Em *O mito da beleza*, lá nos anos 1990, a jornalista Naomi Wolf já explicava como o culto à beleza e à juventude da mulher é estimulado pelo capitalismo. Uma espécie de mecanismo de controle social para evitar os ideais feministas de emancipação intelectual, sexual e econômica conquistados a partir dos anos 1960.

Para mim, quando a gente dá mais valor à casca do que ao conteúdo, é um mau sinal. Assim como quando vinculamos nossa felicidade aos padrões da mídia, ao homem perfeito, ao emprego ideal, a uma vida de aparências. Tudo isso é uma ilusão. E a gente não tem a mínima ideia do que acontece com esses pratos que equilibramos quando vem a maternidade.

Eles espatifam.

Esse mito da "mulher equilibrista", boa esposa e mãe, magra e profissional exemplar nos aprisiona, frustra, entristece. O importante é aprender a ser feliz na imperfeição. Com escolhas realistas, quebrando alguns pratos e seguindo novos caminhos.

Não pense que a felicidade só vem quando todas as áreas da sua vida estiverem do jeito que você imaginou. Porque equilíbrio é entender que não podemos ter e ser tudo ao mesmo tempo.

Eu era viciada em trabalho. Passei vinte anos em redações de televisão. Com horários malucos e plantões exaustivos. Sempre me orgulhei da minha carreira no jornalismo. Gostava muito do que fazia. E, claro, era também minha fonte de renda.

Nas folgas, me punia por não conseguir me exercitar. Gastava uma fortuna em salões de beleza, roupas, sapatos e cosméticos. Achava que faltava romance na minha relação, porque cresci vendo filmes bobos de Hollywood. Não enxergava todas as ilusões que me cegavam.

Quando virei mãe, percebi que precisava de uma mudança. Os filhos ocupam espaço em nossas vidas, mas também nos preenchem com sabedoria. Basta enxergar e querer abrir esse portal.

Tempo, tempo

Aprendi que o tempo é o nosso bem mais precioso. E o que a gente menos dá valor. Preferimos gastar nossas horas em redes sociais, companhias ruins e pouco exercício físico. No sabático, senti que uma nova vida começava para mim. Era o momento de valorizar mais o meu tempo.

Mesmo porque o descanso sabático de uma mãe não tem tanto ócio assim! Pelo contrário. Minha rotina era bem agitada. Cuidar e brincar com as crianças, participar da vida escolar deles, gerenciar as tarefas domésticas, aproveitar os momentos livres para estudar coisas novas e mexer o corpo. Ufa! Quando trabalhava fora, quase nada disso era possível. Era a tal gincana de tarefas e obrigações.

Eu queria estar na rotina deles.

Saber como os meus filhos estavam sem que uma babá precisasse me contar. Fazer milho cozido para o Rafa. Trocar as fraldas da Clarinha. Arrumar as gavetas de roupas e os brinquedos deles. Brincar de bexiga e aviãozinho. Vibrar com a alegria do Rafael quando me via na porta da escola.

Queria que outras mães pudessem ter a chance que tive. Muitas trabalham pelo sustento da família. Fora aquelas que são mães solo, que precisam ganhar dinheiro, cuidar da casa e dos filhos – sozinhas. Minha imensa admiração por essas mulheres. Meu enorme respeito por aquelas que lutam para manter a carreira e se dividem em vários papéis. Tentei dar conta do que pude.

E naquele momento, meu tempo era com o Rafa, a Clarinha e toda a aventura de ser mãe deles.

Querem um exemplo de algo ma-ra-vi-lho-so?

O primeiro cheiro que sentia pela manhã era o dos meus filhos. Eu acordava e ouvia os passos deles no corredor. Eles vinham para o meu quarto e se deitavam na cama. E ficávamos ali. Agarradinhos, sem pressa. E, para mim, não ter pressa e poder ficar com eles era muito bom.

Também passei a estar todos os finais de semana e feriados com as crianças. Quando trabalhava fora, não era bem assim. Ah, também voltei para a ioga, uma prática que adoro! Passei a curtir mais a natureza com a minha família: os parques da minha cidade e as praias.

Virei colecionadora de poesias do cotidiano.

Certas coisas não têm preço.

Comer um bolo de banana que saiu do forno com um café coado na hora. Preparar a própria refeição. Escrever o que vem à cabeça. Ter tempo para abraçar os amigos. Passar o domingo de bobeira com a família. Dormir de conchinha com as crianças. Fazer uma aula de ioga e sentir os músculos relaxados. Respirar.

Vocês já perceberam como os pequenos prazeres preenchem a vida? Eu citei aqui algumas coisas, mas poderia escrever linhas e linhas sobre o que amo fazer.

Não sou uma alienada, procurando um rebanho de mães alienadas e otimistas como eu. Sou uma mãe de carne e osso. Preciso ter fé na vida e nas pessoas para seguir em frente.

E meu modo de fazer isso é enxergar tudo de melhor que tenho. Todos os dias.

E aproveitar a beleza escondida na rotina é um presente.

A propósito, vocês já assistiram ao filme *O fabuloso destino de Amélie Poulain?* Ele conta a história de uma jovem nascida no subúrbio da França, que cultiva um gosto particular pelos pequenos prazeres da vida. Como enfiar a mão no fundo de um saco de cereais ou jogar pedras num lago.

Esse filme me marcou. Primeiro, porque me identifico muito com o jeito sonhador da personagem. Segundo, porque amo a França! Adoro a comida, os filmes, a cultura!

Durante o meu sabático, estava andando de carro e dei de cara com uma escola de francês no meu bairro. Não resisti. Fiz um teste, comprei os livros e decidi cursar o idioma. Já tinha estudado francês uns vinte anos antes, na época da faculdade.

Contei para o meu pai, um senhor octogenário, daqueles que precisam enxergar um objetivo em tudo. E ele me perguntou: "Mas filha, isso vai ser útil?" Não soube responder. Enrolei meu pai com o que estava escrito no folheto da escola: "oportunidades de emprego em grandes corporações e cursos no exterior".

Na verdade, tive vergonha de admitir que era porque amo francês. Simples assim. Me dá prazer. No sabático, priorizei o que eu gosto e isso me deixou muito feliz.

No passado, enfrentei fases corridas. Cheias de tarefas para entregar e problemas que me sobrecarregavam. É claro que, muitas vezes, não temos saída. Tem hora que é preciso fazer "o corre".

Porém, também há momentos de desacelerar e tentar mudar o que não faz mais sentido. E esse foi o maior ensinamento que tive no meu período sabático.

Será que dar tempo ao que amamos não é uma forma de mudar o mundo? E não é de amor que a gente precisa?

Luz e sombras

Sim, esse tempo em casa com as crianças foi muito bom. Só que luz e escuridão se completam. E neste período também precisei confrontar algumas sombras. Foi tudo intenso: as birras, os trabalhos domésticos, a rotina.

Ficar em casa com os filhos é uma montanha-russa. É solidão e solitude. É confrontar o seu pior e, logo em seguida, o melhor. É ter dúvidas sem ter com quem trocar. É pisar em nuvens. Curtir os momentos bacanas ao lado dos pequenos, que enchem o coração da gente de alegria e felicidade.

Eu sabia que não seria fácil. Deixei para trás uma profissão que adorava, amigos de quem morria de saudades e toda uma vida à qual estava acostumada.

Hoje percebo que só o amor tem esse poder. Tirar a gente da zona de conforto e mostrar outras formas de enxergar a vida. Esse tempo com os meus filhos foi um aprendizado intensivo do que é ser mãe. E dar a cara para bater desse jeito é *punk*! Meus defeitos ficavam ali, escancarados para mim: a dificuldade de impor limites, a preguiça, a raiva, o perfeccionismo.

A maternidade é mesmo o encontro com a própria sombra. E dói pra caramba confrontá-la todos os dias. Eu morria de vergonha de acordar e me enxergar como dona de casa. De passar boa parte do meu tempo cuidando dos afazeres domésticos e das crianças. Senti na pele o preconceito das colegas de trabalho que se afastaram. A minha escolha foi alvo de julgamentos. Doeu muito.

Queria me esconder no *freezer*, junto com as papinhas de bebê. Congelar e voltar no tempo da jornalista descolada. Só que meu lado dona de casa resolveu aflorar. Ganhei cada vez mais habilidades domésticas. Aprendi a cozinhar melhor. Fiz até um curso de culinária natural! Virei a mestre da organização de armários e de gavetas.

Nós somos condicionados desde cedo a aceitar a lei da produtividade vinculada ao dinheiro. É a lógica perversa do capitalismo: se não existe dinheiro envolvido, o trabalho não existe. Eu ouvia o tempo todo as pessoas dizerem que eu não trabalhava. Era "madame" sustentada pelo marido.

Depois da pandemia de 2020, ficou claro o quanto o trabalho do cuidado é essencial para a humanidade. Ao todo, mulheres gastam mais de 61 horas por semana em trabalhos não remunerados no Brasil. É um esforço que equivale a 11% do PIB do país. E mais do que o dobro da produção de todo o setor agropecuário[1].

"Mas o seu marido não fazia nada?" Claro que, naquela fase, menos do que eu. Ele trabalhava doze horas por dia fora de casa. Assim como existiram momentos no nosso relacionamento em que ele realizava mais serviços domésticos, e outros, como hoje, em que conseguimos dividir as tarefas e os cuidados com as crianças de maneira igualitária. É uma construção.

Temos ainda muitas desigualdades de gênero quando o assunto é o cuidado do outro. E ficar em casa no sabático me fez refletir sobre o que as mulheres da minha geração passam. Sobrecarregadas pela tripla jornada. Mães de filhos e também de maridos que não viraram adultos. Penso no

---

1. THINK OLGA. Economia do Cuidado: como podemos visibilizar o trabalho invisível das mulheres na economia do cuidado? Disponível em: https://lab.thinkolga.com/economia-do-cuidado/. Acessado em: 10 mar. 2023.

que as minhas avós, as minhas tias e a minha mãe sofreram. Não tinham uma carreira. Mas todos os dias cuidavam da casa e dos filhos. Com trabalhos invisíveis. Desvalorizados.

Hoje, ficar em casa com os filhos é muito mais uma escolha do que uma imposição social. Só que não existe a escolha perfeita. É ridícula a rivalidade mãe que trabalha fora *versus* mãe que fica em casa. A mulher que trabalha fora não é egoísta. A mulher que fica em casa não é uma pessoa sem ambições. O importante é ter paz no coração e fé no trajeto que decidimos trilhar. E para mim isso só é alcançado com o caminho do meio. Tem a hora certa para tudo. Trabalhar. Maternar. Descansar. O que meu corpo pedia naquele momento era um descanso da rotina louca na TV. E eu ouvi.

Antes da dona de casa desconstruída, existia a jornalista e a aprendiz de escritora. Apesar do sabático, elas ainda viviam dentro de mim. E no final das contas, encontrei meu equilíbrio no meio delas: a escrita criativa.

Queria escrever e trocar ideias com outras mães. Por isso, pouco depois da pausa, criei o blog "Sabático de Mãe". Logo, virou meu projeto virtual também nas redes sociais, como o Facebook e o Instagram. Era meu convite para as pessoas refletirem sobre maternidade consciente, feminismo, autocuidado e infância.

Muitos me perguntavam qual era a utilidade de um blog. Até torciam o nariz quando eu narrava com entusiasmo o meu novo projeto pessoal. A verdade é que, pela primeira vez na vida, tive a chance de ter um projeto meu. A ideia de criar algo simplesmente por amor à escrita era nova para mim.

Mas também um sonho antigo, lá do início dos anos 2000. Foi quando os blogs surgiram e me apaixonei por eles. O formato em diário, a escrita em primeira pessoa, as fotos encantadoras. Sou nostálgica. Do tempo dos blogs que inspiravam a gente a olhar a poesia do cotidiano. Naquele momento era o que eu mais gostava de fazer. Contemplar a beleza das pequenas coisas.

Blogs também despertavam reflexões e aprendizados. Eram canais para compartilhar conhecimentos da vida real.

O que não esperava é que escrever fosse me salvar de mim mesma. O blog me resgatou do exílio não declarado do sabático. Da solidão. Da vida social que perdi quando quis ficar em casa com os meus filhos.

Poucos amigos me procuravam. Alguns davam desculpas pelo sumiço. Outros desapareceram de vez. Mas eu ganhei amigas virtuais.

Trocar ideias com outras mães na internet acalmava o meu coração. Senti que existiam mulheres passando pelas mesmas situações que eu. Perceber que as pessoas gostavam dos meus textos me deixava orgulhosa e feliz.

E assim, sem compreender de início, descobri o quanto a escrita estava dentro de mim. **Uma escrita em formato de terapia**. As palavras que saíam do papel e do computador me ajudavam a verbalizar os meus sentimentos. As minhas angústias. E me curavam.

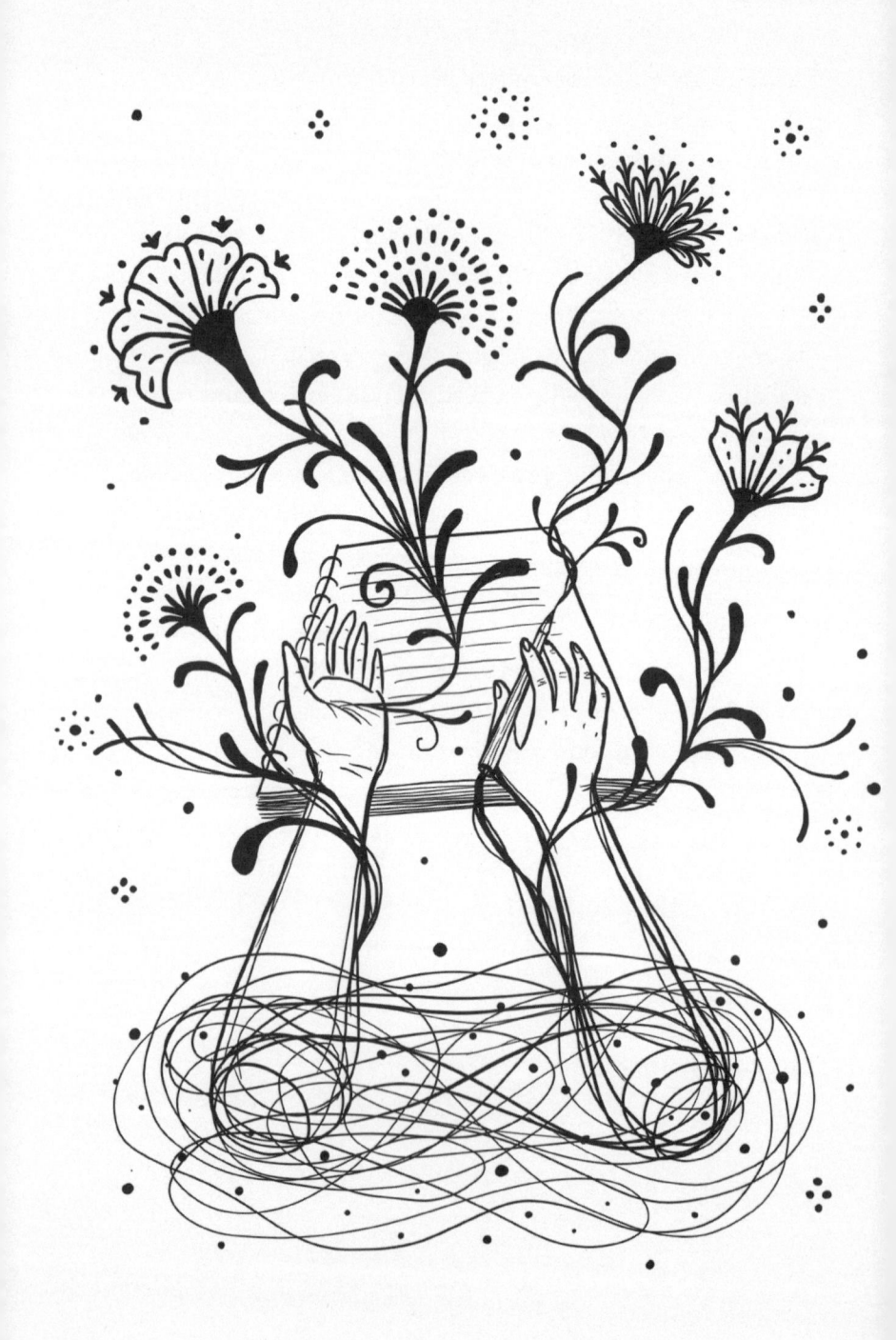

CAPÍTULO SEIS
EscreVER

Começou no meu segundo pós-parto. Pouco depois da Clara nascer, senti uma vontade enorme de transformar os sentimentos em palavras.

Escrever. Já tinha passado por muita coisa desde que a maternidade cruzou o meu destino. Precisava tirar tudo aquilo de dentro de mim. Lançar no papel os meus primeiros passos como mãe.

As palavras têm um enorme poder. Escrever nos ajuda a colocar os pensamentos em ordem. A entender as emoções. A externar sentimentos que, muitas vezes, não percebemos. Eu precisava escre-VER. Escrever para VER em quem tinha me transformado e o que queria para mim. No sabático, essa vontade cresceu.

Eu finalmente tinha tempo para voltar a escrever. Não do jeito que estava acostumada desde os vinte e poucos anos, quando comecei a trabalhar nas redações do jornalismo. Sonhava com uma forma mais autoral de escrita. Minha vontade era resgatar a menina que escrevia histórias fantásticas sobre princesas guerreiras. A adolescente que escrevia poesias. A jovem que transformava as descobertas da vida adulta em contos. Uma escrita só minha, sabe? Dessa vez, sobre a maternidade. Com questões que não eram só minhas, mas de outras mulheres também.

Sim, morria de medo de me expor. Escrever e postar um texto num blog ou numa rede social é como tirar a roupa em público. Porém a gente expõe muito mais do que o corpo. Expõe a alma. Com todas as fraquezas e imperfeições. Só que também partilhamos ideias.

Inspiramos as pessoas.

É preciso a coragem dos loucos e dos poetas. Acho que tenho um pouco dessas duas coragens dentro de mim. Fui com medo mesmo. Me joguei na internet. Ri e chorei com os meus textos. E também fiz muita gente rir e chorar. Lavei com as minhas lágrimas todas aquelas palavras que ganharam as nuvens e seguiram seu próprio rumo.

Lembro-me de um texto que escrevi intitulado "Invisível". Nele, narro como me sentia em ficar em casa com as crianças: completamente invisível para a sociedade. Tive muito medo de ser julgada ou vista como vítima por causa daquele desabafo. Mas naquela altura, já tinha percebido o quanto as minhas palavras tocavam as pessoas. Então, fui em frente. Postei o texto. Dezenas de mães que não conheço curtiram, compartilharam e comentaram o *post*. Várias mulheres se identificaram. Vi que não podia parar. Eu não era invisível. **E não estava sozinha**.

Escrever sobre a MÃE me ajudou a entender a MULHER na qual me transformei. Durante esse percurso, tive que me **curar**. Eu estava doente. Além de escrever, adotei várias ações de autocuidado para minha vida: aprendi a cozinhar alimentos saudáveis, praticar exercícios e estudar sobre a maternidade e a condição feminina. Nos meus textos, narrava as minhas descobertas para outras mulheres-mães: as autoras feministas que estudava, o curso de cosmética natural, as receitas naturebas. Minha intenção era dividir ensinamentos. Também aprendi muito com essa troca.

A compreensão de quem sou hoje só veio com a escrita terapêutica que comecei a praticar no sabático. Escrever foi a virada de chave para a minha cura. Me curei abrindo as portas da minha alma na internet e jogando os meus textos nas nuvens. É claro que poderia ter feito só um diário. Não precisava divulgar meus "mãenuscritos", como chamo os meus escritos de mãe.

Só que me sentia isolada. Estava em casa com os meus filhos. E tinha vontade de dividir as minhas reflexões com outras mulheres. Elas se tornaram a minha rede de apoio virtual.

Aldeia virtual

Tirar um período para ficar com as crianças em casa parece algo agradável e feliz para quem vê de longe. É óbvio que os momentos de plenitude estão ali. Você consegue participar da rotina deles, fazer comida, dar banho, colocar pra dormir. Curtir, abraçar. Brincar de massinha, de pintar. Ah, é muito bom mesmo! Mas também existem momentos de solidão absoluta. De não ter com quem conversar, trocar ideias. Os momentos em que você já não sabe quem é além de ser mãe.

E isso perturba demais.

Sentia uma falta danada de conversar com as pessoas que eu encontrava antes no meu dia a dia. Sobretudo os meus colegas de trabalho.

Sim, precisei encarar o lado ruim do sabático: o exílio. Dei um tempo porque cansei de me dividir em milhares de papéis. Encarei o isolamento porque me vi sem saída. Assim como várias mães que não conseguem dar conta de trabalhar, cuidar dos filhos e da casa.

A temida tripla jornada.

Sabe aquele velho provérbio de que é preciso uma aldeia inteira para cuidar de uma criança? Ele é tão verdadeiro quanto a parcela de famílias sem rede de apoio. No geral, essa rede é formada pelas pessoas que auxiliam os pais nos primeiros anos do bebê. Podem ser os avós, tios, amigos. E até babás, para quem tem condições de pagar, já que hoje muitos pais não contam com a ajuda dos parentes.

Estão todos separados pela distância física ou pela correria do mundo moderno.

Essas pessoas praticam ações de suporte. Preparam uma comida para os pais exaustos, fazem uma visita e levam algum item necessário ou ficam com o bebê para a mãe tomar um banho demorado. Quem está de fora desse mundo de pais e filhos não tem ideia de como a rede de apoio é importante para a nova família. Na nossa aldeia aqui em casa, nunca teve cacique. Nem tios ou avós. O máximo que conseguimos foi pagar uma babá no primeiro ano de vida da Clarinha. Sim, sou só eu e o meu parceiro. E é bom deixar claro que pai não é rede de apoio. É parceiro no rolê! Por tudo que passamos, percebemos a importância de se criar uma rede. É a única forma de equilibrar carreira e parentalidade.

À medida que a criança cresce, as demandas mudam. E para trabalhar ou praticar qualquer autocuidado, a mãe ainda precisa de ajuda. Porque a carga pesada da maternidade é da mulher. É ela quem vai enfrentar as dificuldades do retorno ao mercado de trabalho. E as demandas da tripla jornada.

Só que no Brasil, o governo e as empresas não ajudam as mães. Não existe empurrão algum para a mulher continuar trabalhando após ter filhos. Faltam creches, leis trabalhistas decentes, políticas públicas voltadas para as famílias.

De vez em quando aparece alguma reportagem sobre como as coisas são diferentes na Islândia ou em algum país frio do hemisfério norte.

Histórias de mulheres que tiveram períodos longos de licença-maternidade, pais que puderam ajudar as companheiras porque tiveram uma licença-paternidade prolongada. Incentivos públicos aos casais com filhos.

Aqui no Brasil os pais se viram como podem. Essa é a maternidade real que as mulheres têm falado tanto na internet. É a maternidade da nossa época. A do desamparo social e da solidão.

Quando comecei a escrever nas redes sociais, ouvi falar pela primeira vez do movimento #Maternidadereal. Antes de ser mãe, não era tão antenada com o universo materno. E quando me tornei uma, não tinha a menor noção do que viria pela frente.

Acho que com muitas de nós foi assim: a realização de um SONHO. Sem pensar muito no REAL após os filhos. Eu não sabia nem metade dos problemas que iria enfrentar e do que muitas mulheres-mães enfrentam por aí.

Por isso acho tão importante o que acontece com a ajuda das redes: desmistificar a maternidade romantizada. E a crença de que a mulher só é plena quando se torna mãe. Para mim, esse movimento é maravilhoso.

Mostra que as mulheres têm escolhas e caminhos e que a maternidade não pode ser compulsória. Porque é cansativa, intensa. E, sim, precisa de muita ajuda e de amor para seguir em frente.

É o amor pelos filhos que nos move como mães. Ele preenche tudo por dentro e nos dá forças e asas. Mas essas asas não nos transformam em SUPERMULHERES. Não queremos SUPERPODERES para aguentar nossa SOBRECARGA.

Com a pandemia, muitas mães ficaram no limite: tarefas domésticas em excesso, crianças em casa o tempo todo, maridos que não dividem o trampo — e que, muitas vezes, são violentos! Perda da rede de apoio, falta de solidariedade dos patrões para as que trabalham fora.

Que isso tudo abra nossos olhos. Mães são mulheres que precisam de valor e respeito. Só quando o governo, as empresas e a sociedade enxergarem a importância do cuidar teremos mudanças que levarão à igualdade. Um problema que precisa ser discutido.

Precisava falar sobre tudo isso. Queria me expressar. Gritar. E aos poucos elas vieram. Agradeciam pelo texto que tinha servido como um abraço. Emocionavam-se. Contavam um pouco sobre o maternar delas. Desabafavam. Mandavam mensagens de incentivo. De carinho. Essa troca com outras mães foi incrível. Elas se tornaram a minha verdadeira rede de apoio. Como não tinha, criei a minha rede. Uma aldeia virtual. Mas com uma força enorme e bem real.

Passei a fazer parte de um coletivo de mães escritoras, o portal *Mães que escrevem*. Lá, eu tinha uma coluna mensal sobre autocuidado para mães. Pude conhecer mulheres-mães de várias classes sociais e raças diferentes. Cada uma delas narrando as suas dificuldades de maternar. Conversamos nos grupos de WhatsApp. Trocamos textos e informações. Nos unimos no amor pela maternidade e pela escrita. Tudo isso foi importante demais para mim.

Também fiz amizade com as mães da escola dos meus filhos. Mulheres que, mesmo sem me conhecer direito, incentivaram o meu trabalho na internet e me apoiaram na vida real. Seja chamando para encontros com as crianças nos parques ou no parquinho do prédio. E até nas festas de aniversário das crianças. Voltei a ter vida social graças a elas, e tudo só aconteceu por causa da escrita. **Escrever cura**. Lava a alma. E salva. Hoje eu posso dizer: escrever me salvou. E até hoje as palavras me resgatam de mim mesma. Todos os dias.

Por isso, sempre aconselho minhas amigas mães a escreverem. Para começar, pode ser um diário. Ou uma página no Instagram. Um blog. Não importa. Escrever resgata nossa autoestima. Nosso valor.

Tem uma fala sobre isso da personagem Alex, da série *Maid*, na Netflix. A história de uma mãe solo que se vira em mil para recomeçar ao lado da filha: "Ninguém pode tirar a nossa escrita. Ninguém pode dizer que não temos valor ou que nossas palavras não têm valor. Por que elas têm. Nós temos valor e nossas palavras têm valor. Porque são nossas". Foram as palavras que me ajudaram a reencontrar o meu lugar no mundo. Escrever é o meu maior autocuidado. É o que me faz sentir com uma boa autoestima e amor-próprio. E me leva ao meu autoconhecimento. O que chamo de "os quatro As". Assunto do próximo capítulo!

CAPÍTULO SETE

Os quatro As

Eu só percebi a importância do autocuidado quando aprendi a me amar. Só aprendi a me amar e me cuidar depois de resgatar a minha autoestima e a me conhecer melhor. São os quatro As que mudaram a minha vida: autocuidado, amor-próprio, autoestima e o autoconhecimento.

Autocuidado virou palavra da moda. "Vou ali pintar as unhas." "Estou indo fazer compras, é meu momento." "Fiz uma massagem de 500 reais a hora para relaxar." Tudo isso é encarado como um "autocuidado".

Será?

Pode até ser para algumas mulheres, mas não para TODAS. E a palavra "autocuidado" é um conceito feminista: um bem-estar que deveria estar ao alcance de todas. Eu só descobri isso quando dei uma pausa na minha carreira após surtar.

Talvez se tivesse praticado o meu autocuidado antes, minha vida não teria se transformado no caos. Eu não teria ansiedade, depressão e *burnout*. Se tivesse entendido que saúde física e mental passam antes na fila preferencial das mães, tudo teria sido diferente. Mas eu era como a maioria: achava que fazer as unhas e uma massagem já me deixava plena.

Só que não é bem assim.

O neoliberalismo se apropriou do conceito de autocuidado. As mulheres passaram a associá-lo a gastar dinheiro com bem-estar. Produtos para cabelos, rosto, unhas, corpo... Salões de beleza, *spas*, tratamentos holísticos... Tudo isso custa. E gera capital. Não estou dizendo que não gosto dessas coisas todas. Eu adoro! Mas elas não estão ao alcance das mulheres de **todas as classes sociais**. E nem sempre são o tipo de autocuidado que a pessoa precisa naquele momento.

Alguns exemplos: autocuidado para a mãe solo da periferia de São Paulo é ter tempo para ir a uma consulta médica e deixar o filho com alguém. Autocuidado para uma mulher que sofre de depressão é conseguir ir à terapia. Autocuidado para quem trabalha o dia inteiro sentada é sair depois do expediente para uma caminhada. Ou seja, **são ações ligadas à sobrevivência.**

O autocuidado está longe do conceito propagado pelo capitalismo nos últimos anos. Esse tema surgiu com Audre Lorde na década de 1980. Audre foi uma escritora negra, lésbica e mãe que viveu nos Estados Unidos. Ela defendia os direitos humanos e participou das lutas pelos direitos civis das mulheres negras americanas. Foi uma das pioneiras do feminismo interseccional – que faz um recorte das opressões que as mulheres vivem em consequência da raça e da classe social às quais pertencem.

Quem cuida de quem cuida?

Esse era o questionamento de Audre Lorde lá nos anos 1980. E ela escreveu: "Cuidar de mim mesma não é autoindulgência, é uma autopreservação e isso é um ato de guerra política".[2] Audre afirmava que as mulheres são instruídas a exercer papéis determinados pela sociedade desde meninas. Somos criadas para ser femininas, comportadas, obedientes. E também mães zelosas e abnegadas.

Fomos ensinadas a seguir esse padrão pelas nossas mães, que foram treinadas pelas mães delas, e assim são várias gerações de mulheres esgotadas pelas tarefas domésticas e os cuidados com os filhos. **Com pouco tempo para o próprio autocuidado.**

Quem cuida também precisa de cuidado.

É como a tal máscara de oxigênio do avião, que deve ser colocada antes de ajudar quem está ao lado. Para cuidar de alguém é preciso se cuidar antes.

Audre Lorde fala sobre autocuidado no seu livro *A burst of light*[2], sem tradução no português. E tanto nos seus textos como nos seus discursos, a escritora sempre argumentou que o autocuidado não pode ser um ato individual, como não existem lutas individuais. Porque tudo está conectado à política, ao mundo. Por isso é impossível tratar de autocuidado sem uma luta por direitos.

Alguns exemplos de autocuidado coletivo podem ser encontrados no movimento feminista, como a luta pelos direitos sexuais e reprodutivos, o enfrentamento aos fundamentalismos e a todas as formas de violência contra as mulheres. Quando falamos de cuidados comunitários também podemos citar a batalha pelo SUS, por jornadas dignas de trabalho e a uma renda mínima universal.

---

2. LORDE, Audre. *A burst of light*. Estados Unidos: Dover Publications, 1988. Epílogo.

Transformar o conceito de autocuidado num produto é negar tudo que a luta feminista fez pelas mulheres nas últimas décadas.

Lorde também escreveu sobre a necessidade de bem-estar, de buscar redes de apoio e de estabelecer limites nas relações. Nos últimos anos, as mídias sociais ajudaram a disseminar esses temas. E uma palavra complicada ganhou força: o **empoderamento** – que, para mim, nada mais é do que ganhar PODER com informação e assim mudar a nossa realidade e a de outras mulheres.

Quando tirei dois anos para cuidar de mim, estava doente e exausta. E com isso não percebi que o meu período de descanso era visto por outras mulheres-mães como um **privilégio**. E sim, tenho consciência de que foi uma "regalia". Com o passar dos meses, comecei a estudar sobre esse tema e me questionar: por que o autocuidado não chega até as mães negras de periferia, que são a maioria das mães no Brasil? Por que não tem creches em todas as empresas, para que as mães possam trabalhar com tranquilidade e manter a saúde mental? Por que mulheres-mães ganham menos e fazem tripla jornada, sem tempo para cuidar delas mesmas? A quem servem as indústrias da beleza, da moda, da alimentação, do "bem-estar"?

Buscava algumas respostas. E graças ao feminismo pude entender como o patriarcado – o sistema social em que os homens mantêm o poder nas esferas pública e privada – nos transformou em reféns do tempo. Da aparência. Do *status*. Vivemos numa sociedade terrivelmente desigual, em que o autocuidado está vinculado à classe social, à raça e ao gênero.

Autocuidado é sobre VIVER.
E sobrevivência.

Para o filósofo francês Michel Foucault, o autocuidado verdadeiro traz liberdade. Aprender a cuidar da mente, do corpo e da alma leva à sabedoria e à autorreflexão. Faz a gente perceber que existem formas melhores de viver do que as impostas pelo capitalismo.

Cuidar das nossas necessidades, emoções, saúde. Autocuidado é tudo isso. Cuidar de si traz sim muita liberdade, mas também responsabilidades. Porque o autocuidado deve ser uma prática coletiva. Precisamos lutar para que todas as mulheres-mães possam ter o autocuidado que necessitam para viver melhor. E essa luta envolve debates, ativismo, questionamentos.

A pausa e o descanso são necessários para restabelecer forças. Pude perceber isso na minha própria trajetória. Falar de autocuidado exige um compromisso ético e uma posição política. O bem-estar não é um privilégio, mas um direito.

Autocuidado para mim foi construir uma rotina mais saudável: passei a me alimentar melhor, fazer exercícios, manter meus exames ginecológicos em dia e conhecer o meu corpo. Acalmar a mente com a escrita terapêutica. Aprendi a impor limites e dizer não. **Busquei meu fortalecimento individual, sem me alienar da luta coletiva das mulheres.**

Quem tem criança em casa sabe que nem sempre é fácil deixar as coisas mais leves. A gente precisa dar um jeito. Para mim, caminhada, ioga e uma taça de vinho também fazem milagre!

A maternidade é entrega. É pular das nuvens sem paraquedas. É cuidar sem esperar nada em troca.

A gente se doa. Mas para que isso flua, é preciso estar feliz. Cuide-se.

Tudo sobre o amor-próprio

Eu já tive sérios problemas em me aceitar como sou. Sei que gostar da própria aparência é um problema para várias mulheres, não importa a idade, a cor, o peso ou a classe social.

Começa já na infância. Desde pequenas, as garotas são ensinadas a cultivar a vaidade. Nas brincadeiras com bonecas, nas maquiagens infantis, nas roupas e fantasias de princesas. Os meninos são os heróis corajosos. As meninas são estimuladas a serem belas.

Quando se encaixam nos padrões de beleza da sociedade, elas se destacam. Caso contrário, é pressão total. Uma imposição que gera uma série de complexos e frustrações. Que se arrastam rápido como o vento e viram um furacão na adolescência e depois na vida adulta.

Fui uma menina que se achava estranha. Também me sentia burra e não tinha autoestima. Por isso, sofri *bullying* durante toda a minha fase escolar.

Às vezes fico pensando como isso tudo começou. Porque morro de medo que meus filhos repitam meu padrão de comportamento. **Estou vigilante**. Precisei entender e refletir sobre as raízes disso tudo. Acho que as coisas começaram prematuramente: aos cinco anos, quando entrei na pré-escola. Meu pai era um homem rígido e exigente. Logo me alertou que eu tinha que ficar quieta e não podia fazer bagunça. Tinha tanto medo dele que segui a recomendação à risca.

Nem me mexia na carteira.

Com sete anos, a professora disse para a minha mãe que eu tinha dificuldade com números, o que ficou comprovado nos anos seguintes. Como consequência, meu pai me colocou para estudar as tabuadas com ele. Eram momentos de tortura explícita. O seu Orlando espumava de raiva toda vez que eu errava o "nove vezes nove" e o "doze vezes sete", e dizia para a minha mãe que eu tinha o QI baixo.

Meu pai sempre foi um homem que fala demais, sem pensar muito no peso das palavras. E minha mãe, uma dona de casa semianalfabeta, acreditava em tudo o que ele dizia. Na escola, continuava muda e com a bunda colada na carteira. As professoras simplesmente não sabiam explicar para os meus pais porque aquela menina tão quietinha e comportada tirava notas ruins.

Sei o motivo. Sempre soube. Eu não estava lá. Estava longe dali. Era uma menina de pensamentos que voavam longe e alcançavam lugares distantes. Fantasias que eu sonhava acordada. Em todas elas, era a personagem principal. Uma menina bonita, popular e inteligente. Sim, percebi logo cedo que essas eram as garotas que todos amavam. E eu também queria ser uma delas. Nem que fosse nas minhas histórias.

Aos oito anos, comecei a escrever. As palavras me transportavam para o meu mundo. Com elas, me sentia livre para sonhar. A realidade era difícil demais pra mim. Aos nove anos começaram meus problemas com a aparência. Eu era uma das garotas mais altas e magras da sala. Por isso, as professoras sempre me colocavam no fundão. Lá, estava ao lado dos meninos bagunceiros, que jogavam papéis em mim e grudavam chicletes no meu cabelo. Eu não reclamava de nada. Não tinha boca para nada. Minha timidez era tão grande a essa altura que não conseguia me defender. O que fazia a alegria dos debochados e dos covardes. Lembro especialmente de um menino, o Cléber, vizinho de uma amiga da sala. Ele adorava me chamar de "patinho". Não podia me ver que começava a grasnar e rir: "Ei, patinho! Quack, quack!"

Eu me calava.

Ficava com as bochechas coradas e fugia dele o tempo todo. Eu era um patinho feio e desajeitado. Era assim que me enxergavam. Era assim que eu me enxergava. Para piorar as coisas, tive um problema com o nascimento dos meus dois dentes incisivos laterais. Meus dentes não nasciam. Meu pai me levou a vários especialistas. Passei a usar aparelhos ortodônticos. Também fiquei míope aos onze anos e usava um par de óculos horroroso. Só sei que isso tudo reforçava como me via: uma atração bizarra de circo.

O maior complexo era do meu nariz: tinha um osso saliente no meio dele, o que me causou sofrimento com o espelho durante vinte e quatro anos. Sei que era assim. A menina que se achava feia, burra e esquisita demais para ser amada por alguém. Os hormônios da adolescência só entraram para piorar as coisas. Porque me apaixonei várias vezes. E claro que não fui correspondida.

Acreditava nos príncipes que Hollywood me mostrava nos filmes. Pois é, eu era daquelas meninas que também não saíam do cinema. Os filmes, as músicas e os livros me fizeram sobreviver aos anos difíceis. Mas também me encheram de ilusões.

Só hoje percebo o quanto essa síndrome de patinho feio me atrapalhou na adolescência. Precisava de ajuda terapêutica.

Quanto sofrimento poderia ter sido evitado se tivesse aprendido cedo sobre AUTOESTIMA. Tanto em casa como na escola. No livro *Tudo sobre o amor*, a intelectual feminista bell hooks lembra a importância da autoestima. Ela afirma que, em um mundo ideal, todos aprenderiam na infância a amar a si mesmos. O que não acontece na maioria das vezes. Mas sempre há esperança.

> Se é importante compreendermos as origens de uma autoestima frágil, também é possível ultrapassar esse estágio (a identificação de quando e onde recebemos socialização negativa) e ainda criar uma base para a construção do amor-próprio. Indivíduos que ultrapassam esse estágio tendem a avançar para o próximo, que consiste em introduzir ativamente em nossa vida padrões de pensamento e comportamento construtivos e positivos.[3]

Eu expus o meu passado e falo sempre sobre isso porque é um assunto muito sério. Todos os dias, milhares de meninas são bombardeadas com uma série de propagandas e discursos que mostram que só a "bonita" se dá bem. Só a "bonita" tem popularidade.

As taxas de suicídio entre jovens estão nas alturas em diversas partes do mundo. São garotas que tentam se encaixar em padrões de beleza para ter "sucesso" na vida amorosa, nas redes sociais, na escola.

Eu sei, pois já fui uma delas. Quis me encaixar num modelo que me venderam como o caminho da felicidade. E posso dizer que essa nossa obsessão toda com a aparência é como uma droga que nos vicia. Sempre preocupadas com o peso ideal. A *selfie* perfeita.

---

3. HOOKS, bell. *Tudo sobre o amor*. São Paulo: Editora Elefante, 2021. p. 95.

Homem não passa por isso. A mulher já nasce com o fardo de ser magra e bonita para ser feliz. E então, arrumar um bom casamento, ter filhos lindos e vender a imagem da família de comercial de margarina.

É preciso mostrar para a nova geração de meninas que não precisa ser assim. Que elas não têm que ser bonecas de plástico para serem felizes. E que o verdadeiro amor vem primeiro de nós. O amor-próprio é uma semente que deve ser plantada cedo, como afirma bell hooks.

> Amor-próprio é a base de nossa prática amorosa. Sem ele, nossos esforços amorosos falham. Ao dar amor a nós mesmos, concedemos ao nosso ser interior a oportunidade de ter o amor incondicional que talvez tenhamos sempre desejado receber de outra pessoa.[4]

Aos vinte e três anos, comecei a trabalhar em redações de televisão. Foi quando decidi mudar o visual. Contei lá no começo e repito aqui: fiz plástica no nariz. Passei a usar lentes de contato. Corrigi também os meus dentes. Cuidei dos meus cabelos e das espinhas. O que aconteceu a seguir foi inesperado para mim: virei a tal mulher desejável. Tudo aquilo que eu tinha sonhado desde a minha infância.

Comecei a atrair os olhares dos homens. Mas eu era tão ingênua que só me envolvia com os sapos! E isso não tem nada a ver com aparência, mas sim com relacionamentos tóxicos com homens lixo: os que traem, os ciumentos, os controladores, os machistas.

Tinha me transformado por fora. Por dentro, ainda não tinha amor-próprio. Era algo que me fazia acreditar que

---

4. Idem, p. 106.

não era merecedora de alguém ao meu lado. E foi assim durante vários anos.

Até conhecer o Thiago. Ele foi o primeiro homem que me olhou além da casca e entendeu a minha alma.

Nosso amor foi às escuras. Estávamos num inferninho de *rock* alternativo na Vila Madalena quando nos vimos pela primeira vez. Nos encontramos na pista de dança. Mal conseguíamos nos ver. E nos apaixonamos assim. Só pela conversa e pelo tato. Foi uma paixão intensa que transformou nossas vidas. Em menos de um ano, ficamos noivos e fomos morar juntos.

Viajamos. Encontramos amigos. Curtimos baladas. Lavamos louça. Fizemos faxina e cozinhamos juntos. Brigamos e fizemos as pazes mais de mil vezes. Aprendemos muito um com o outro. Depois de quatro anos, decidimos nos casar e construir nossa família.

Autoestima aos quarenta

Hoje já passei dos quarenta anos. Com o amadurecimento, pude perceber o seguinte: sei que meus filhos só vão ter uma boa autoestima se eu também tiver. Quero que eles adquiram a consciência de que **a beleza é algo subjetivo e não é necessário se encaixar em padrões**. Espero estar na trilha certa. Mas sei que essa via passa também pela minha autoaceitação.

Depois que meus filhos nasceram, minha autoestima estava no chão. Tinha acabado de entrar nos quarenta. Meu corpo tinha passado por duas cesáreas seguidas e as olheiras denunciavam os anos sem dormir direito. Vivia encurvada porque ficava muito tempo na frente do computador e quase não fazia exercícios. Com a alimentação e os hormônios bagunçados, minha pele estava cheia de espinhas e alergias.

Já contei que, para marcar a minha mudança de vida no sabático, decidi cortar os cabelos e pintar de loiro. Mas os fios ressecaram e armaram. Senti-me pior ainda. E tinha que conviver com os palpites das pessoas que falavam do meu cabelo. Elas também costumavam me perguntar se estava grávida. Eu vivia encurvada e com a barriga para frente.

Recuperar a barriga e a postura no pós-parto pode demorar. E está tudo bem. A questão é que muita gente gosta de fazer comentários sobre a aparência do outro só para machucar. Sem saber a luta interna que aquela pessoa trava para se aceitar.

Nós, mulheres, não somos ensinadas a ter autoestima e encarar isso dói. O problema com a aparência é apenas uma das facetas e a que mais atinge as mulheres. A questão é muito mais profunda que isso. Ela está na nossa essência. Na menina que fomos um dia.

Não se aceitar, se sentir deslocada em grupos, se achar burra, incapaz, incompetente no ambiente de trabalho, ser exigente demais consigo mesma, dar prioridade aos sentimentos e desejos dos outros. Não saber dizer não. Tudo isso está ligado à baixa autoestima.

Eu fui uma menina tímida, que só pensava em maneiras de ser aceita. Nem que para isso me machucasse. Cresci e minha criança interior ficou dentro de mim. E assim passei a vida repetindo padrões de comportamento errados. Porque me sentia inferior. Porque achava que precisava agradar aos outros.

Vivemos numa sociedade misógina, racista e de aparências. Isso tudo leva a uma pressão enorme por um estilo de vida "bem-sucedido" focado em *status*, beleza e poder. Quem não se encaixa ou não quer se inserir nesses padrões se sente inadequado.

Para as mulheres, a opressão é grande. A baixa autoestima nos leva, por exemplo, aos relacionamentos tóxicos, como aconteceu algumas vezes comigo. Por achar que não merecemos alguém legal. Por valorizar as pessoas e as coisas erradas.

Com a chegada da maternidade, somos forçadas a nos dividir em vários papéis e provar que damos conta: boa mãe e esposa, uma mulher que "se cuida", não engorda. E vejam só, ainda por cima profissional exemplar!

A verdade é que não dei conta deste combo. Não aguentei tanta imposição e decidi aprender a me amar. Do jeito que sou e com as minhas mudanças externas e internas. Porque pela primeira vez me coloquei em primeiro lugar. Por isso digo: a autoestima está diretamente ligada ao amor-próprio e essa percepção só vem com o autoconhecimento. Quando nos amamos, nos aceitamos e nos conhecemos, sabemos da importância do autocuidado. Os quatro As são poderosos! E sabe de uma coisa? Sou mais feliz agora do que aos vinte e poucos anos, quando só pensava em ser perfeita.

Aprendi como esses quatro As estão diretamente conectados. Percebi que meus filhos só vão ter uma boa autoestima se eu estiver bem. Eu sou o exemplo deles. Então, decidi fazer as pazes comigo. Eu me amo mais aos quarenta do que aos vinte. Porque decidi celebrar a vida do jeito que sou.

Autoestima é entender que você é imperfeito e que não importa a sua aparência, mas a sua autocompaixão. O que tem dentro de você só irá florescer quando você abraçar suas vulnerabilidades com ternura.

Hoje, o que me orgulha é ver o novo movimento que tomou conta das redes sociais: o da aceitação do próprio corpo. Vejo isso com muito entusiasmo e orgulho das manas que estão encarando a indústria da beleza de frente. Mulheres, muitas delas mães, que passaram a aceitar seus corpos e expô-los nas praias, nas piscinas, nas redes sociais. Sem filtro. Sem edição. Sem dieta.

Ainda é um movimento tímido, num país que é conhecido como campeão mundial dos gastos com aparência.

Para mim, essa autoaceitação das mulheres é muito bonita. Faz parte do início de um processo de cura do feminino, tão explorado e abusado há décadas. E daí vem a importância de compreender a nossa repetição dos padrões do passado e a necessidade de rompê-los. É a jornada do autoconhecimento.

Estou nessa caminhada desde o meu período sabático. Tem sido gradual: comecei cuidando da minha saúde e passei por uma reeducação alimentar. Depois que me senti fortalecida, voltei a me exercitar e a buscar tratamentos e terapias. Minha trajetória está só no começo.

Não é fácil se curar. Às vezes, claro que tenho recaídas. Tem dias que me sinto cansada e sozinha. A rotina me engole. Mas tenho fé que ainda vou me sentir uma mulher livre de verdade. Livre do que os outros me mandam ser e fazer.

O que já percebi é que, para chegar lá, é preciso analisar a relação que temos conosco e também com outras pessoas – relacionamentos amorosos, familiares e sociais tóxicos. E também rever nossa alimentação, assim como entender o funcionamento biológico do nosso corpo, com base nos ensinamentos da ginecologia natural.

A ginecologia natural é uma terapia holística que busca ter um olhar integrativo sobre o corpo feminino. A prática procura entender a mulher em toda a sua complexidade física, emocional, energética e mental.

Existem dezenas de mulheres falando sobre esses assuntos na mídia e nos livros.

Ser bonita não tem a ver com padrões. É mais sobre ser livre e se amar.

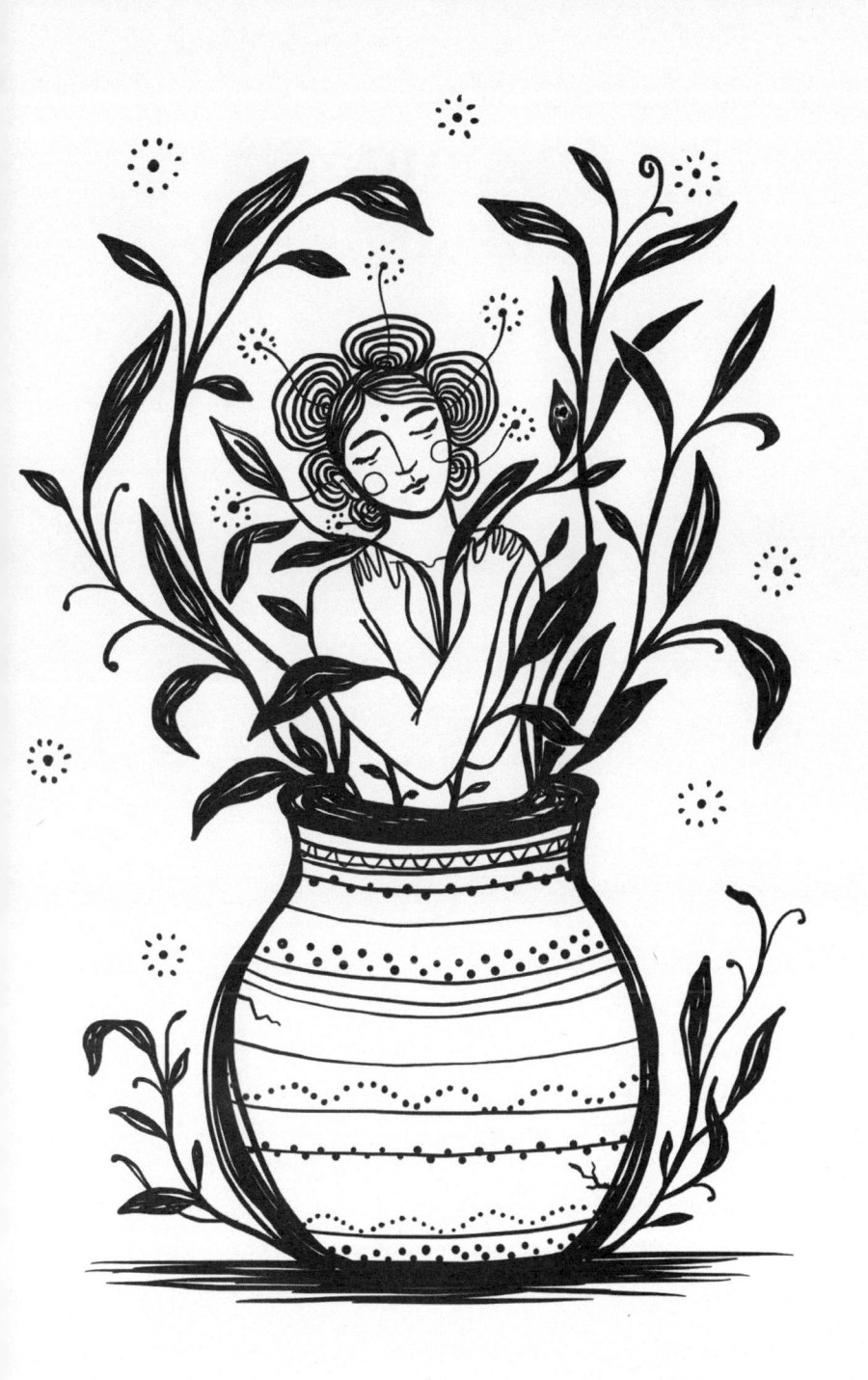

CAPÍTULO OITO

Ginecomagia natural

Eu estava inflamada.

Dez anos de consumo de comida industrializada. Pizzas e lanches. Rotina estressante no trabalho. Comia na hora que dava e o que tinha por perto: pães e biscoitos refinados, leite e derivados, chocolates e doces, café em excesso e poucos legumes, sementes, frutas e verduras.

Eu estava inflamável. Prestes a explodir.

Quando decidi me cuidar, percebi que deveria rever a minha alimentação. Só não sabia o quanto esse gesto seria importante na minha vida. Porque me levou a uma imersão no passado, nas minhas memórias afetivas. E também a um encontro com o futuro, com sabores novos e coloridos, plantas e magia. Sim, magia. Porque a culinária e a ginecologia natural juntas são como alquimia.

É o encontro de saberes ancestrais. É o resgate das ervas e das velhas curandeiras. De uma tradição latina que vem desaparecendo. Em tempos de antidepressivos, é apostar no velho chá de camomila. É perceber que o alimento é nosso maior remédio, quando sabemos usá-lo do jeito certo. Tudo isso demanda estudo. Pesquisas.

E foi o que eu fiz. Comecei a estudar sobre nutrição, alimentos e ervas. Tudo teve início quando ainda trabalhava na TV.

De volta às raízes culinárias

Depois de ser transferida de redação, passei a ser uma das roteiristas de um quadro sobre comida. Toda semana escutava e transcrevia alguma entrevista com especialistas em nutrição. Os temas eram variados: "Glúten: vilão ou mocinho?", "Mitos e verdades sobre o leite" e por aí vai.

Por coincidência, na mesma época, precisei voltar a cozinhar. Foi o momento da introdução alimentar do meu filho mais velho.

Confesso que estava exausta. Na introdução alimentar cheguei a dar a famosa papinha industrializada! Quando eu e meu parceiro percebemos que a situação estava ruim, decidimos nos unir. Passamos a montar um esquema para cozinhar e congelar papinhas caseiras.

Sempre tive uma relação de amor com a cozinha. Adoro comer! Comecei a me arriscar no fogão aos oito anos de idade. Minha mãe era uma daquelas cozinheiras de mão cheia. Costumava contar que aprendeu a cozinhar na casa da madrinha, uma mulher de hábitos "refinados". Achava engraçado quando a minha mãe falava isso! E eu ali, menina, no pé do fogão. Via minha mãe sovando pães, assando bolos e testando novas receitas. Adorava olhar os livros dela e sugerir alguns pratos.

Na correria da vida adulta, me afastei da culinária. Passei a me alimentar mal. Meu intestino travou. O humor e o sono ficaram bagunçados.

Assim que comecei o sabático, estava acima do meu peso e com o colesterol nas alturas. Precisei então da ajuda de duas nutricionistas para um processo de reeducação alimentar. Por mais que a gente coma bem, há momentos em que comemos coisas erradas para o nosso corpo. Aprender a ouvi-lo é um grande desafio. Às vezes, é preciso suplementar alguma vitamina. E aí vem a importância de fazer exames de sangue e consultar especialistas.

Fiquei tão empolgada com o assunto que me aventurei no meu primeiro curso de culinária natural. Foram meses incríveis em que aprendi sobre o poder dos vegetais, além de receitas deliciosas. Passava as minhas noites entre panelas e comidas. Me sentia além de uma cozinheira, uma alquimista. Adorava estudar sobre os alimentos e testá-los. E minha família era meu público: "E aí, gostaram desse hambúrguer natureba?". "O que acharam desse bolo de banana sem farinha?".

E além de escrever, encontrei outra forma de espantar a solidão: cozinhar. Um gesto que ajudou a me amar e cuidar mais do meu corpo.

Emagreci e melhorei a minha saúde. Criei no Instagram a hashtag #naturebicesdalu para compartilhar as descobertas no mundo da gastronomia e da vida natural.

Comer saudável é uma demonstração de amor-próprio porque é um autocuidado. Cozinhar é um ato de carinho com você, não acha?

Ginecomagia

Da cozinha natural para um estudo mais amplo de autoconhecimento foi um passo. Apesar de me alimentar bem, sentia falta de me conectar com o meu corpo e também com a minha espiritualidade.

Foi quando li o *Manual de introdução à ginecologia natural*, da escritora e parteira chilena Pabla Pérez San Martín. Esse livro é muito mais do que um manual. Pabla nos leva a refletir sobre a condição da mulher ao longo dos tempos. Foi como se ela ligasse vários pontos na minha cabeça: o feminino massacrado pelo patriarcado, a falta de conhecimento de nós, mulheres, sobre os nossos corpos. A nossa dependência das indústrias farmacêutica e alimentícia.

Hormônios, maternidade, menopausa, feridas na ancestralidade… É tanto assunto interessante! E a Pabla escreve de forma tão clara que o livro foi um divisor de águas na minha vida.

Além de me preocupar com a alimentação, passei a entender a importância de usar os nutrientes adequados. Comecei também a pesquisar o poder das ervas e dos chás na saúde feminina e me aprofundei nos estudos do feminismo e do sagrado feminino. A obra de Pabla me inspirou a criar o meu projeto virtual, o "Mãenuscritos – textos de mãe".

Pabla San Martín me mostrou que não basta curar a relação com a nossa casca. A gente precisa de um mergulho mais profundo: entender e curar quem somos por inteiro. Parei de tomar anticoncepcionais e comecei a pesquisar sobre ginecologia natural. O assunto tem sido destaque na internet numa época em que temos falado cada vez mais sobre autocuidado.

A ginecologia natural nada mais é do que uma abordagem holística e integral da saúde da mulher. Propõe a reconexão com o ciclo menstrual através da auto-observação e de anotações sobre como você se sente em cada fase do ciclo. Somos cíclicas como a lua e é interessante notar como a nossa natureza está conectada às fases lunares. "As próprias palavras 'menstruação', 'mês' e 'lua' estão ligadas em sua etimologia – do grego *mené* (lua) e *mén* (lunação), deriva a palavra latina *mensis* (mês), origem de 'mês'".[5]

A mulher urbana se desconectou do próprio corpo e dos movimentos cíclicos da Lua, da Terra e da Natureza. A ginecologia natural vem com a proposta de fazer essa reconexão tão necessária nesses dias turbulentos.

Nosso desligamento do corpo e da natureza tem levado às doenças, tragédias e destruição ambiental. **Cuidar de nós e do meio ambiente onde vivemos é o caminho da cura.** Cada uma no seu tempo. Mas qualquer avanço nunca pode ser considerado pequeno! O importante é fazer o que está ao seu alcance.

Eu, por exemplo, deixei de usar absorventes descartáveis que iam para o lixo e aderi aos de pano. Uso cosméticos naturais sempre que possível, alguns feitos em casa mesmo, com óleos e ervas. Reciclo meu lixo e sou adepta do consumo consciente.

Quando não estou bem, primeiro faço tratamentos com chás e florais. Dou mais atenção à minha dieta. Porque um dos princípios da ginecologia natural também é estar atento à alimentação e buscar os nutrientes certos em cada fase do ciclo menstrual e também da vida.

Passei a entender que meu corpo é meu lar interno. Ele precisa de cuidados e carinho, assim como meu lar externo, o planeta. Finalmente aprendi a ouvi-lo. A maternidade fez isso comigo. Fez-me parar e enxergar a mim mesma. Foi um salto que abriu minha percepção. De onde emergi mais forte e com uma certeza: nada disso teria sido possível sem meu companheiro.

---

5   HOLTHAUSEN, Ieve; ANDRADE, Naíla. *Mandala Lunar*. Mandala Lunar 2023. p. 14. Disponível em: https://www.mandalalunar.com.br/. Acessado em: 14 mar. 2023.

Partilha com cooperação

Eu e meu marido tivemos muito trabalho e vimos a saúde de toda a família melhorar quando mudamos nossos hábitos. Buscamos desacelerar e aproveitar mais o presente. Praticar mais exercícios. Fazer passeios ao ar livre com as crianças. Mas o principal foi cozinhar mais em casa. Até hoje nos revezamos nas tarefas domésticas e esse é nosso segredo: partilha com cooperação.

Antes, me sentia incomodada com aquela relação das mulheres de antigamente com a cozinha. Todas eram obrigadas a cozinhar e servir os maridos. Eles só apareciam para comer e aquilo me revoltava.

Com a industrialização e a entrada das mulheres no mercado de trabalho, nossas geladeiras foram invadidas pelos produtos ultraprocessados. Eles são práticos, mas cheios de substâncias químicas que causam obesidade, diabetes, hipertensão e outras doenças.

Sei que cansa, mas precisamos voltar a cozinhar. Desta vez, é hora de mostrar de quem é a responsabilidade pela cozinha: da família toda.

Homens, mulheres e crianças. Todos devem se envolver com as tarefas: escolher os alimentos, pensar no preparo, cozinhar e lavar a louça.

Meu parceiro assume as panelas algumas vezes na semana. O Thiago faz pratos maravilhosos! Aprendi muito com ele. E nós dois aprendemos juntos assistindo a programas de culinária na TV, provando novas receitas e trocando ideias.

E cozinhar é isso. É partilha. É convívio diário. Se estivermos na cozinha por pressão social ou obrigação, tudo fica mais difícil. O prazer desaparece. Hoje posso preparar o alimento da minha família com calma, amor e uma dose extra de temperos naturais. Sei do enorme privilégio de ter tempo para cozinhar e dividir esses momentos com as pessoas que amo. Só tenho a agradecer e torcer para que mais famílias encontrem na cozinha um refúgio nesses tempos tão difíceis. E é como a musa Rita Lobo diz: não existe alimentação saudável sem pia suja. Mas vale a pena!

    A cozinha é um espaço de poder e autonomia. Ela nos liberta do que o capitalismo nos empurra goela abaixo. É onde a magia acontece.

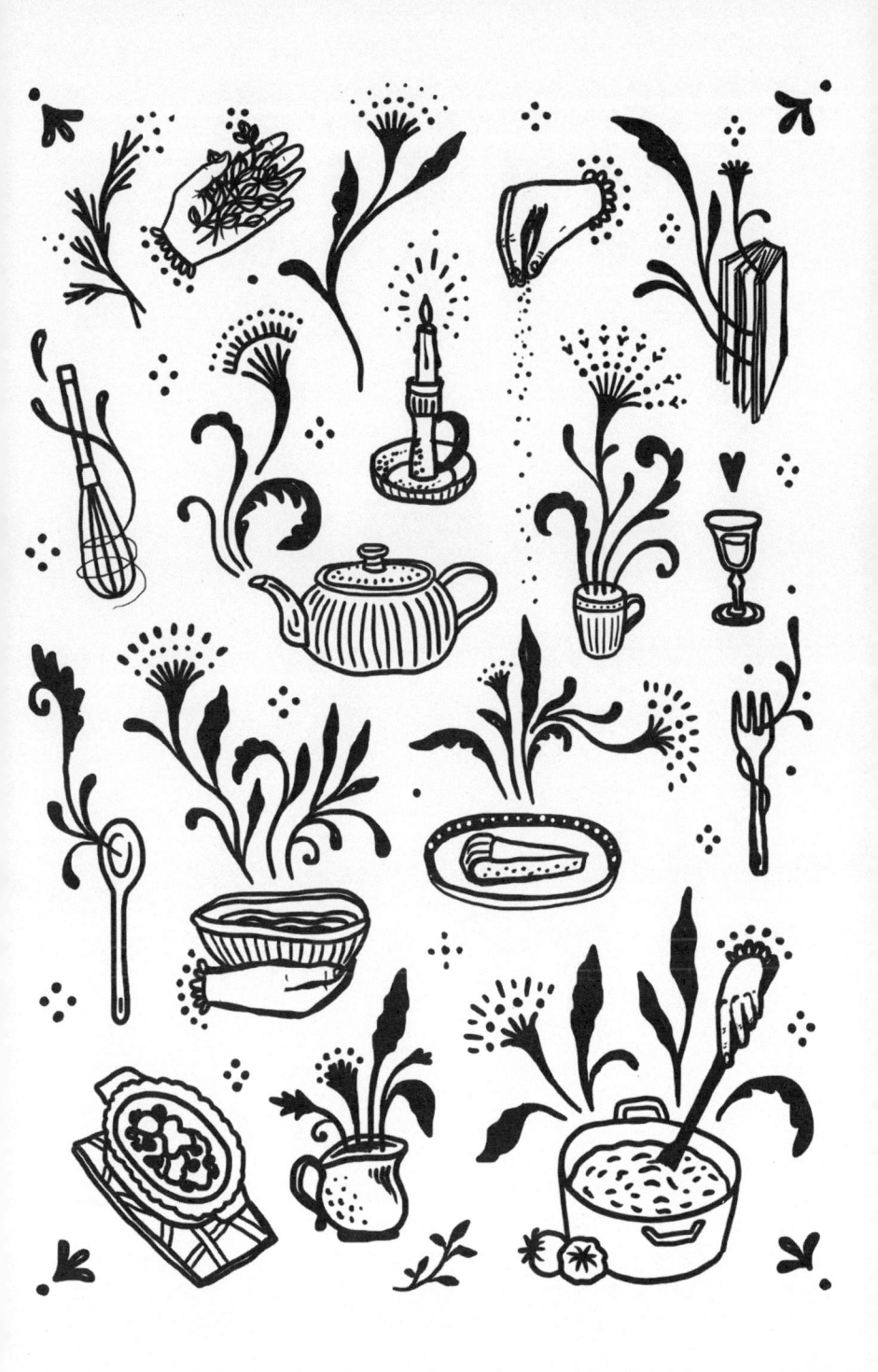

CAPÍTULO NOVE

A mulher-mãe e o feminismo

Eu me descobri feminista depois da maternidade e dos quarenta. Mães são excluídas dos espaços públicos e de poder simplesmente porque viram mães. Mulheres perdem a moeda de "valor" da juventude quando envelhecem. Percebi e senti na pele as duas coisas de uma vez só. Sim, a sociedade joga na nossa cara o quanto a gente se dá mal por ser mulher.

Não consigo entender mães que não são feministas. Fico muito irritada com discursos de amor materno que excluem a política! Ou com quem rotula as feministas como aquelas raivosas que "não se depilam e odeiam homens".

Feminismo não tem a ver com pelos ou destruição de casamentos – se bem que algumas relações estão fadadas ao fracasso se não passarem por uma revolução feminista. É uma luta por direitos sociais e políticos.

Por isso, tem que importar sim para as mulheres-mães. Tudo o que pesquiso: maternidade amorosa, alimentação consciente e ginecologia natural, autocuidado, feminismo… tudo isso é político!

O pessoal é político!

Sou feminista. Mas acima de tudo, sou uma mãe feminista. Então, sim, meus estudos são uma tentativa de buscar respostas. Porque meu objetivo principal é ajudar mulheres-mães. São as que mais sofrem nessa sociedade patriarcal, misógina e preconceituosa.

Como diz a tal frase célebre da feminista francesa Simone de Beauvoir: **"Não se nasce mulher, torna-se mulher."** Isso significa que as mulheres não nascem mais aptas para cuidar. Elas são condicionadas a isso desde a infância. Esse é o meu caso e o de muitas mulheres por aí. As meninas são treinadas a cuidar de tudo e já são responsabilizadas desde cedo pelas tarefas domésticas e de cuidado. Começa nas brincadeiras.

"Garotas gostam de bonecas, de limpar e de cozinhar." "Não pode gostar de luta e de carros, é para menino". E, assim, vamos sendo moldadas a ter almas de mãe e corpos de plástico. Viramos **MULHERES-MÃES**.

Porque a mulher-mãe é uma instituição do inconsciente coletivo feminino. Ela existe mesmo nas mulheres sem filhos. E, é claro, faz parte do meu inconsciente também.

Quando eu era mais nova, achava que as mulheres ao meu redor eram "cuidadoras natas". Nenhuma delas voltou a trabalhar fora depois da gravidez. Passaram a se dedicar aos filhos, ao marido e à casa. Um padrão que foi repetido pela maioria das famílias nos anos 1980, época em que vivi a minha infância.

Hoje, as mães dos grandes centros urbanos têm algo em comum: são mulheres que precisam se virar. Sozinhas. Criam os filhos, organizam a casa, trabalham fora. Muitas sem dividir essa carga pesada com o parceiro. Ou com pouca colaboração da família.

As mulheres foram socializadas para servir incondicionalmente e não questionam a injustiça e a desigualdade da divisão dos trabalhos domésticos e de cuidado.

E sabe o que acontece com essa mãe-mulher-profissional? Ela se esquece no meio desse *turbilhão* que é a maternidade. Foi condicionada a cuidar e a ser independente e perfeita.

Ou seja, as coisas pioraram muito para as mães nas últimas décadas!

A gente precisa se conscientizar de que essa maternidade atual é rígida demais. A quarta onda feminista está aí para mostrar às novas famílias que o "cuidar" tem que vir de TODOS. O cuidar dos filhos, das tarefas domésticas, das roupas. Porque o lar é da família, não? Na minha casa funciona assim: um ajuda o outro e todos nós zelamos pelo nosso espaço.

Eu e meu marido tratamos de tudo que diz respeito às crianças (higiene, roupas, escola). Também dividimos as tarefas domésticas e as despesas. Mostramos aos nossos filhos que tanto o pai quanto a mãe são responsáveis pelo lar. Eles veem seus pais cuidando deles, da casa, da comida e da roupa. Somos o modelo deles para o futuro.

Lembrando que temos um menino e uma menina, e percebemos o quanto é importante que eles sejam educados de forma igualitária.

Criamos filhos de maneira diferente na nossa sociedade e isso tem implicações profundas no futuro. Enquanto as meninas são treinadas para cuidar, os meninos aprendem que não precisam se preocupar com nada porque sempre haverá uma mulher cuidando de tudo, já que isso é responsabilidade dela.

É como disse antes: é hora de mostrar que o comprometimento com o lar é de todos. À medida que crescem, nossos filhos ganham atividades para contribuir na organização da casa, de acordo com a faixa etária em que estão. Hoje eles arrumam a própria cama e a sala onde gostam de brincar e guardam seus brinquedos. Também estão aprendendo a tomar banho sozinhos. Todas as crianças precisam aprender a cuidar de si próprias e a limpar a sujeira, para não explorar o trabalho doméstico de uma mulher.

Os homens e as mulheres que nossos filhos se tornarão dependem dos pais que conseguimos ser hoje.

Eu percebo que falar nesse assunto ainda deixa a maioria das pessoas perturbadas. Algumas mulheres sabem que fazem mais dentro de casa, aceitam e deixam para lá. Desistiram de lutar. Muitos homens, por sua vez, brincam de "filhinho da mamãe" com suas parceiras. Gostam da situação cômoda de jogar toda a carga mental e afazeres domésticos em cima da mulher. Afinal, ser um "homão da porra" não é mesmo para qualquer um.

Não lidamos com o machismo dentro dos nossos lares de classe média. Porque se a gente for falar das periferias, o buraco é mais embaixo.

Para as mães solo que lutam pela sobrevivência todos os dias não há tempo ou sequer um companheiro ao lado para discutir o machismo cotidiano.

Temos então uma geração de mulheres **sobrecarregadas.** As que trabalham fora enfrentam jornadas triplas porque não têm uma parceria justa com os maridos. Já as donas de casa se sentem desvalorizadas e cansadas.

É HORA DE MUDAR!

Do it yourself

Na minha casa, nós adotamos o *Do it yourself* como filosofia de vida e de criação de filhos. O lema "faça você mesmo" surgiu nos Estados Unidos, no início do século passado. No começo, a expressão fazia parte de um movimento para encorajar as pessoas a fazerem seus próprios serviços domésticos.

O conceito se propagou. Com o movimento *punk*, virou sinônimo de rebeldia e de independência do sistema. Hoje, também significa anticonsumismo, sustentabilidade e criatividade.

Na minha família, o "faça você mesmo" está nas nossas raízes. Desde que éramos um casal sem filhos, eu e o meu parceiro sempre gostamos de colocar a mão na massa. Saí da casa dos meus pais com uma mala de roupas para morar com o Thiago. Era uma casa pequena e antiga, anexada à construção principal. Transformamos a edícula abandonada no nosso primeiro lar.

Pintamos, fizemos um jardim, compramos alguns objetos. Dividimos as tarefas domésticas. Tudo corria bem. Até que decidimos ter filhos. E logo de início planejamos: vamos fazer tudo SO-ZI-NHOS!

Mas cuidar de um bebê é outro rolê. E de DOIS, bem… é o DOBRO do trabalho. Quebramos a cara. Faltou rede de apoio e dinheiro. O cansaço nos venceu. Discutimos, brigamos. Fizemos as pazes.

Lá no meio da nossa pior crise, achei que nossa família fosse desmoronar. O que nos salvou foi a coragem de ceder e de pedir ajuda um para o outro. Cada um do seu jeito. Trocamos muitas fraldas sujas. Preparamos dezenas de papinhas de bebê.

Juntos.

Depois da tormenta dos anos iniciais, vivemos agora uma fase tranquila, e o lema "faça você mesmo" continua forte por aqui. Eu cozinho. Ele limpa. Eu coloco as crianças para dormir. Ele coordena o banho deles. Eu levo à escola. Ele busca. E aprendemos também que, muitas vezes, temos que ajudar um ao outro. Ou pedir auxílio a outras pessoas. Não temos empregadas ou babás por escolha. Respeito imensamente quem precisa terceirizar a ajuda. Nós eventualmente também contamos com serviços terceirizados, porque a tal "aldeia" para cuidar de uma criança não existe mais. Às vezes, pagar por ajuda não é uma opção. É uma necessidade.

Necessidade essa que também surge quando as mães não têm a parceria do pai da criança. Nem rede de apoio ou ajuda da família.

O que quero destacar é que tudo que fazemos só é possível graças à nossa parceria de casal. Muitos casamentos acabam pela falta de empatia com a companheira(o). Ninguém gosta de se sentir sobrecarregada(o). É solitário. Desgastante. E o feminismo que acredito é sobretudo aquele da igualdade. O lar, nosso microcosmo, é o primeiro lugar onde devemos cultivá-la.

O movimento feminista voltou à tona graças às redes sociais. E confesso que passei a me interessar mais sobre o tema depois que virei mãe. Sofri com os preconceitos. E aprendi a nomeá-los. Acredito que eles já me acompanhavam há muito tempo, porém só tive consciência nos últimos anos.

Então, sou mãe e feminista, sim!

Espero que consiga ensinar aos meus filhos sobre direitos e deveres iguais. O feminismo não quer acabar com a família. Ele quer transformar e libertar. Nossos filhos e filhas só irão viver numa sociedade igualitária se dermos o primeiro passo.

Dentro de casa.

Pensata sobre feminismo

Antes da maternidade, eu não pensava sobre feminismo. Toda vez que chegava o Dia Internacional da Mulher, ouvia algumas amigas comentarem o quanto aquela data era ridícula. Afinal, não existe "dia do homem". Se existe igualdade, por que as mulheres precisam de uma data?

Talvez porque essa igualdade ainda seja uma ilusão?

Quando virei mãe, senti na pele que tinha menos direitos e mais deveres do que imaginava. São tantas cobranças e tão poucos olhares de empatia da sociedade, das empresas, do governo.

A mulher-mãe é a mulher que precisa ser "maravilha". Multitarefas, multiuso. Boa mãe, boa mulher, boa profissional, boa dona de casa. Ah, não pode engordar no meio disso tudo, viu?

Afinal, é o preço que se paga por sonhar com a maternidade. Abrir mão de si mesma para equilibrar o mundo numa balança.

Fechar os olhos para as diferenças de salário entre homens e mulheres. Pensar que melhor do que uma promoção seria conseguir um horário mais camarada para conseguir buscar os filhos na escola. Saber que faz algo tão bem ou melhor do que um colega homem.

Mas é ele quem vai ganhar aumento, porque você é MULHER e MÃE.

Nunca pensei muito sobre feminismo. Até envelhecer e perceber o quanto a beleza de um corpo jovem e feminino é uma moeda de valor na nossa sociedade.

Os assédios na rua, no trabalho, na balada. Muitas vezes, a imaturidade nos impede de nomeá-los. O tempo nos faz ver que enquanto eles existirem, as diferenças vão existir.

Estamos vivendo a quarta onda do feminismo. As mulheres conquistaram o direito de votar, de trabalhar e a liberdade sexual. Porém não se libertaram de rivalidades que as impedem de enxergar as outras como irmãs.

Não julgue as escolhas da sua mana. Ouça. Acolha.

Lugar de mulher é onde ela quiser.

Quando comecei a pensar sobre feminismo, concluí que a igualdade é uma mentira. E que as coisas só pioram se você é mulher, mãe, negra e pobre. Sou uma mãe branca de classe média e sei que meus problemas não são nada perto do que muitas mulheres enfrentam por aí.

Por isso é preciso pensar sobre o feminismo.

Para que as coisas mudem.

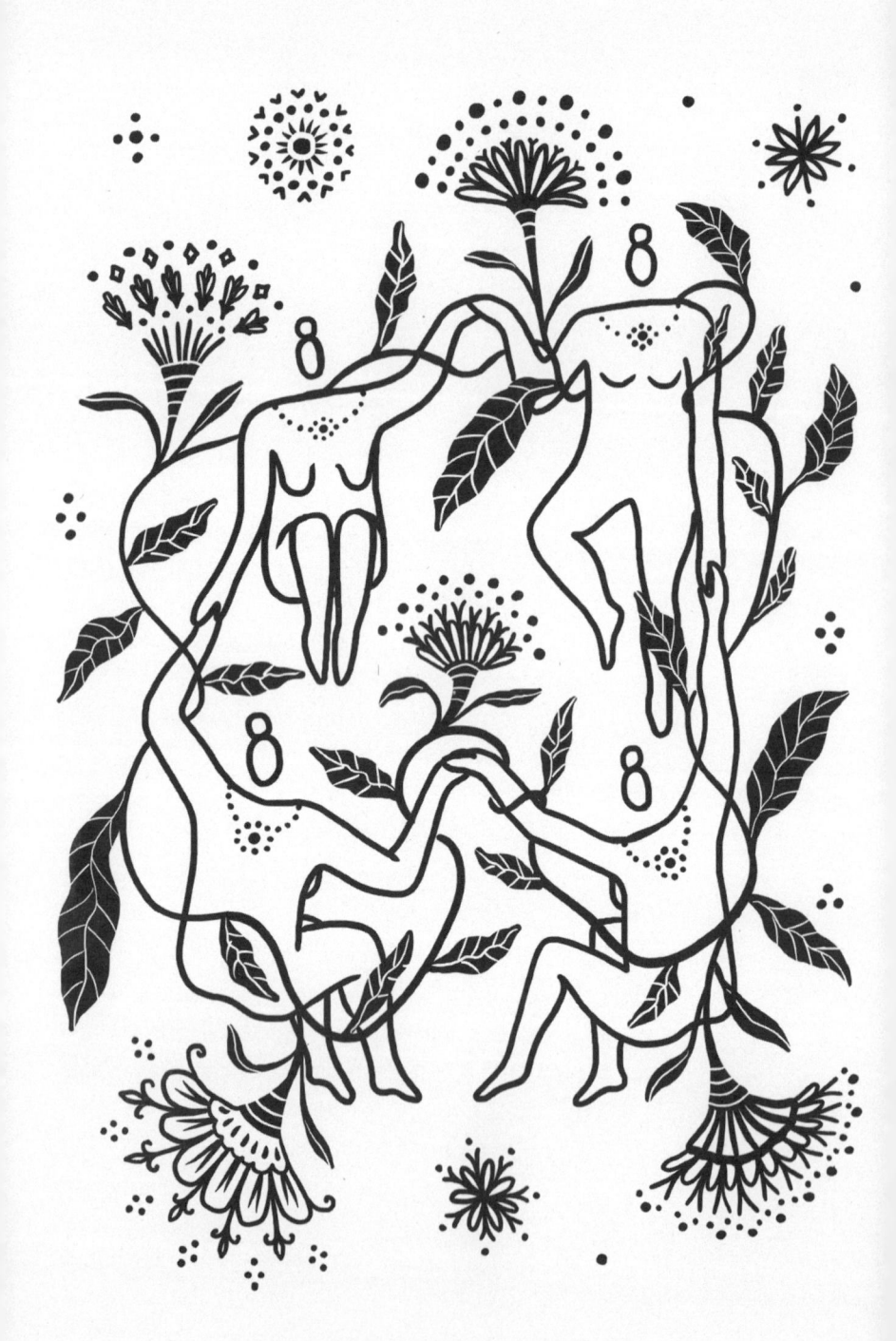

Conclusão

Desromantizar é preciso

Leio vários textos na internet de mães exaustas. Mulheres que se arrependeram de ter filhos por vários motivos: a perda do tempo livre, a falta de liberdade, as mudanças no corpo, a dificuldade em conciliar o trabalho com a maternidade.

Algumas pessoas me criticaram por sair do mundo corporativo e ficar em casa com as crianças. Na opinião delas, parecia uma renúncia. Eu me sentia incomodada com os comentários. Porém, as vozes da minha consciência foram as que mais me atormentaram. Essas vozes me diziam: "vou acabar com a minha carreira. Vou depender de marido".

Vou sumir.

Lembrei-me então do livro da antropóloga israelense Orna Donath, *Mães arrependidas, uma outra visão da maternidade*. Orna ouviu o relato de várias gerações de mulheres que se arrependeram de ser mães. Muitas se deixaram levar pelas convenções sociais e pelo medo de ficar pra "titia". Lamentaram ter filhos e mesmo amando muito a prole, trilhariam outro caminho se pudessem escolher pela segunda vez.

Fiquei pensando: Será que sou uma mãe arrependida?

Me olho no espelho e não vejo mais a jornalista jovem e ambiciosa, louca para conquistar o mundo. No lugar, encontro uma mulher de meia idade. Mãe e dona de casa.

Mãe e dona de casa.

Algo que parecia improvável há alguns anos, quando olhava para a minha mãe, que foi "do lar" a vida inteira. Estufava o peito para dizer: "Comigo vai ser diferente!".

E realmente foi. Minha mãe não teve muitas escolhas. Eu pude construir os meus sonhos, assim como várias mulheres da minha geração.

Só que a vida às vezes é assim: deixamos alguns sonhos de lado para realizar outros que passam na nossa frente. Renunciar aos sonhos é sempre difícil.

Mas dá para pescar um peixe de cada vez, não é mesmo?

E a maternidade é um peixe grande, que exige um pouco mais de paciência, força e uma dose extra de coragem. Todo jardim tem rosas e espinhos. E até quando a gente coloca um sonho em prática, descobre que não é exatamente como imaginava. O ego cria expectativas demais.

Por isso eu, que já fui tão romântica no passado, vejo que o importante mesmo é DESROMANTIZAR tudo.

―――

Desromantizar os sonhos.
Desromantizar as relações.
Desromantizar a maternidade.

―――

A gente nunca deve optar pelo que agrada mais ao outro. Porém é difícil assumir as nossas escolhas. Agora, assumo para mim mesma: eu quis ser mãe. Quis ficar em casa com os meus filhos. Gosto de ser dona de casa. Estou com o coração tranquilo. As vozes da minha consciência não me incomodam mais. Aprendi que "o nada é para sempre" é diretamente proporcional ao "viver o presente".

Um dia de cada vez. Um sonho de cada vez.

Vejo que realmente perdi a conexão com pessoas e coisas que gostava de fazer. E ganhei tantas outras.

Tantas.

Percebo que adotei uma filosofia de maternar e também de vida: a do *slow*. Do devagar. Do maternar com calma. De trabalhar num ritmo menor, mas muito produtivo. Viver em *slow* é aproveitar um dia de cada vez, sem pressa pelo anoitecer. Sem urgência pelas folgas dos fins de semana. Sem tanto consumo. Com mais alegria e tranquilidade.

E a alma mais leve.

Lembro-me de tudo que já vivi desde que o Rafael e a Clara nasceram. As mudanças, as crises e os bons momentos. Fases repletas de amor e de aprendizado. Afinal, é disso que a maternidade se trata, não é mesmo?

APRENDER!

Aprender a cuidar do outro e de si mesmo. A ser firme quando necessário. Sem deixar de lado o equilíbrio. A pedir ajuda e a agradecer. E aprender que tudo passa tão rápido que é preciso valorizar o agora.

Desde então, já mudei de casa três vezes, de bairro e até de país! Pedi demissão. Transformei a minha rotina. Os problemas que eu costumava valorizar se tornaram pequenos e novos surgiram. Virei dona de casa. E depois, escritora.

Há seis anos comecei a escrever sobre maternidade nas redes sociais. Logo eu, a jornalista que tinha vergonha de aparecer. Mas a mulher-mãe que queria dividir experiências, reflexões e desabafos falou mais alto. Queria entender tanta coisa!

A começar pelas metamorfoses que me arrastaram para dentro de mim. Tudo ficou meio bagunçado na minha cabeça, no meu corpo e também no meu apartamento! Eu não sabia nada sobre maternidade há seis anos.

Queria descobrir porque as mulheres-mães são invisíveis para a sociedade. Quando são justamente elas que carregam a economia, a família e a casa nas costas. Eu não sabia nada sobre feminismo há seis anos.

Queria saber porque nos alimentamos tão mal. Deixamos a indústria ditar o que nós e os nossos filhos vamos comer, e fingimos não perceber as estratégias de consumo e propaganda. Fingimos porque não queremos cozinhar comida de verdade, porque não temos tempo e dinheiro. Parceria para dividir o trampo que é uma cozinha. Eu não sabia nada sobre alimentação saudável há seis anos.

Por fim, queria compreender porque o autocuidado da mulher-mãe se resume a fazer as unhas entre uma e outra tarefa doméstica.

Autocuidado não é sobre beleza, como ficou bem claro durante a pandemia. Autocuidado é dar à mulher-mãe condições para que ela cuide da mente, do corpo e da alma. De acordo com as suas necessidades. Eu não sabia nada sobre autocuidado há seis anos.

Hoje posso dizer que sei mais sobre esses assuntos nos quais mergulhei em estudos. Foram oficinas, cursos, leituras, mentorias e conversas com amigos queridos. Acredito no conhecimento e nas trocas que nos ajudam a compreender o passado, nos fortalecer para o presente e iluminar o futuro.

E hoje aqui estou. Uma mãe de dois que abandonou uma carreira de vinte anos na TV para abraçar a maternidade, e se jogou na escrita para se reencontrar.

Deixar a minha carreira na televisão me fez aprender muito sobre internet e redes sociais. E hoje posso afirmar que sou uma jornalista multimídia. Começar um projeto pessoal depois dos quarenta, com dois filhos pequenos, me ensinou a administrar o meu tempo e o mais importante: aceitei a minha vulnerabilidade e me permiti errar.

Talvez sejam várias tentativas até conquistar o que sonhamos. É como eu disse: alguns sonhos são projeções do nosso ego e podem se desmanchar no ar após um tempo. Outros viram realidade depois de muito trabalho. De qualquer forma, acho que é preciso tentar. Porque o que nos define é a coragem de falhar.

E mesmo assim, ir em frente.

Quando segui e percorri novos caminhos, **me transformei**. E a maternidade tirou o meu temor pelas mudanças.

Se passamos por situações difíceis, é comum não enxergarmos o lado bom das transformações em um primeiro momento. Só com muita reflexão e ouvindo nossa intuição encontramos algumas respostas.

Eu li *Indomável*, da escritora americana Glennon Doyle. A autora passou a adolescência convivendo com a bulimia. Durante o início da vida adulta, sofreu com a compulsão por álcool e drogas e só começou a encarar alguns problemas depois que virou mãe. Quando achou que tinha conquistado a vida perfeita, abandonou um casamento após se apaixonar por outra mulher.

Acho que a maternidade traz muito desse poder. Fazer com que a gente encare algumas questões de frente, se tivermos a bravura de enfrentá-las. Segundo Glennon, passamos parte da vida buscando aprovações e escolhas externas. Preferimos procurar as respostas para os nossos problemas no Google do que ouvir o que está dentro de nós.

E aí entram as maiores descobertas que tive nos últimos tempos: a importância de ler o que os nossos sentimentos falam. A ousadia de seguir a nossa intuição. O valor de dar asas à criatividade e a coragem de mudar. Mudar o que não faz mais sentido. Sair da tal zona de conforto, que de confortável não tem nada.

Dói. Dá um trabalho danado. Provoca julgamento das outras pessoas. Mas a sensação de liberdade é uma recompensa incomparável.

Hoje não fujo mais das minhas metamorfoses. Das mudanças externas e internas na vida. Tatuei uma cobra gigante no meu braço esquerdo para sempre me lembrar de que as cobras trocam de pele quando não cabem mais em seus corpos.

Nós também temos esse poder.

À noite, quando a casa para e tudo fica em silêncio, às vezes, claro que me bate uma angústia.

Será que essa é mesmo a vida que eu queria?

A resposta é sim. Não sou uma mãe arrependida. Por vezes, sou a estressada. A sobrecarregada. A neurótica. A protetora. A palhaça. A amorosa. Mas entre essas minhas facetas não sobra espaço para a mãe arrependida. **Dentro de todas as vidas que podia escolher, escolhi a certa.** E é isso que acalma o meu coração.

FIM

Esta obra foi composta em Adobe Jenson
Pro Light 12,25 pt e impressa em papel
Polen Natural 80g/m² pela gráfica Paym